首姿勢を変えると痛みが消える

山田朱織 著
Syuori Yamada

Forest
2545

まえがき

首は健康の要！

「先生、肩こりがひどくて、何もする気になれないんです……」

そんな悩みを抱える人たちと、医師になって25年以上、毎日向き合ってきました。

私はよく初診の患者様に、「残念ながら、肩こりはマッサージだけでは完全には〝治らない〟んですよ」とお話しします。

「えっ、本当ですか？」患者様の中にはそんなふうにびっくりする人もいれば、「あ、やっぱりそうなんですね」と言う人もいます。

〝治らない〟なんて、ちょっと過激な表現かもしれませんね。

でも、事実なんです。

なぜなら、こりは「筋肉が長時間、緊張すれば、自然と生じるもの」だからです。

多くの人がマッサージに「硬いこりをもみほぐして、消し去ってしまう」イメージを持っているかもしれませんが、そうではありません。

実はマッサージは身体の血行をよくし、こりを「緩和」させるために行っています。

だからこそ、マッサージをされたあとは、すごく気持ちがいい。

もちろん、その効果を私はまったく否定しません。けれども、家に帰って無理な姿勢でスマホを1時間も見続ければ、肩の状態はあっという間に元通り。

マッサージ、ハリ、電気治療……。手法は違ってても**どれも血行を「一時的に」よくするための対症療法**だからです。

これが私の言う〝治らない〟理由です。

自己紹介が遅くなりました。

まえがき

私は、神奈川県の相模原市で「16号整形外科」という病院で院長をしています。外来は多いときで1日で150人近く。肩こりなどの不調を訴えて、全国から相談に訪れる人は後を絶ちません。

2003年から始めた「山田朱織枕研究所」も、累計5万人を超える方に枕を提供し、肩こりで悩んでいる人の多さに医療の現場からなんとかしたいという思いを抱えて、日々計測に当たっています。

さて、ではどうすれば、

「肩こりを治すことはあきらめました……一生付き合っていくしかないんです」

と悩んでいる患者様が、その悩みから解放されるのでしょうか？

カギを握っているのは、実は肩ではありません。どうしても痛みやこりの部位に目を向けがちなのですが、原因は違う部位です。

それが、「首」。それも**「首の姿勢」**なんです。

肩こりを治したいという人は、そのときだけ痛みを和らげたいのではなく、頭痛や違和感を消し去って、疲れしらずの身体を手に入れたいと考えているはずですよね。

たくさんの患者様の訴えを聞いていく中で、そのためには、「首姿勢」に目を向けなければならないとわかってきたのです。

そう聞くと、「首の姿勢をよくしなきゃいけないのはわかるけど、難しいエクササイズは続かないし、美しい姿勢なんて私にはとても無理」と思いますよね。

でも安心してください。

首姿勢を美しくするのはとても簡単で、3秒の「意識」だけで十分なのです。

ひと言で言えば、身体の軸＝「体軸」を整えるだけ。

おへその上に力を入れて、身体の真ん中に1本の軸を通す意識で、1日過ごすだけです。本書ではそれを意識せずにできる簡単な方法を紹介します。

本書で紹介しているエクササイズは3秒から1分でできるものばかり。つらいトレーニングをする必要なんて一切ナシ。仕事や家事で毎日の生活に余裕がない人でも続けられるものだけを紹介しています。

まえがき

私がこれほど「首の姿勢」の大切さを訴えるのには理由があります。それは、首の姿勢を整えるだけで、一見、首に関係ないと思われているさまざまな身体の不調までも治ってしまうからです。

美しい首姿勢の習慣を身につけると、

- ●身体のこりや痛みが解消！
- ●プチうつや、やる気が起きないという気分からも回復！
- ●疲れやすい身体がよみがえる！
- ●若々しい姿勢美人が保たれる！
- ●血流が良くなり、冷えやむくみが改善！
- ●頭痛がなくなり、鎮痛剤に頼らなくなる！
- ●イライラがなくなり感情のコントロールができる！
- ●正しい呼吸が身について、キレイになる！

●睡眠効率が上がり、夜もぐっすり眠れる！

これだけの効果が期待できます。

しかも、首姿勢がよくなると、見た目も劇的に変化します。特にわかりやすいのは、猫背の女性の場合です。

本人も「治らないだろう」と思っていた猫背が、診察室で「首姿勢をよくする3秒エクササイズ」を指導したところ、その場で見る見るうちにキレイな姿勢に変わりました。

周りの人からも「なんだか若返ったわね」と声をかけられるのがうれしくて、どんどん姿勢がよくなっていきます。そして、今までは消極的だった趣味の集まりにも積極的に参加するようになって出会いが増え、人生まで変わってしまった——。

首姿勢が、その人の行動や発想まで変えてしまったのです。

私が、日本初の「枕外来」を開設し、6万人以上の患者様を診てきたのも、首姿勢をよくして、患者様にもっと幸せになってもらいたいからです。

私は患者様の**「これまでと人生が違って見える」**という声を聞くたびに、うれしくてたまらなくなります。

「毎日の仕事でもうクタクタ……。どんなに寝ても疲れがとれない」

「マッサージにずっと通ってるのに肩こりは前よりひどくなってる気がします」

「休日はなんにもする気が起きず、寝てばっかり。頭痛がいつ再発するか怖い」

「子育てでストレスを感じているせいか、感情のコントロールがうまくいかず、家族に当たってしまう……」


はっきりとした身体の痛みを抱えている方はもちろん、「なんとなく重い、疲れがとれない、イライラする」といった方にも、この本をぜひ読んでもらいたいのです。

なぜなら、そうした不調や不快感は睡眠との関連性が深いからです。先に紹介したように、本書でも枕外来を開設している医師ならではの快適な睡眠を得るための枕の作り方などもレクチャーしています。

近年、海外の研究論文でも、ぐっすり眠れると痛みに対する感覚が改善し、痛みに強くなれることがわかってきました。眠れると痛みを感じない、痛くないからよく眠れる、というわけです。

ぜひ本書をお読みいただき、「首は健康の要《かなめ》！　姿勢の工夫だけでこんなに身体も心も健康になれるんだ！」と、実感してもらえればこれ以上の喜びはありません。

2017年6月

山田　朱織

もくじ ❖ 首姿勢を変えると痛みが消える

PART 1

頭痛、むくみ、イライラ……身体の不調はすべて「首」から

PART 2

首こりを「完治」させる方法とは？

もくじ

PART 3

疲れしらずの身体になれる首の習慣、4つのポイント

もくじ

PART 4

1日3秒で美しい首姿勢になれる！「おへその上エクササイズ」

もくじ

PART 5

「朝までぐっすり！」を手に入れる首姿勢美人の快眠法

もくじ

カバー・帯デザイン●河南祐介（FANTAGRAPH）
編集協力●高橋淳二（ジェット）
イラスト●加納徳博
本文デザイン・ＤＴＰ●フォレスト出版編集部

3秒首こりチェック

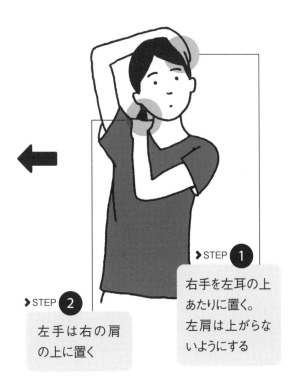

>STEP 1

右手を左耳の上
あたりに置く。
左肩は上がらな
いようにする

>STEP 2

左手は右の肩
の上に置く

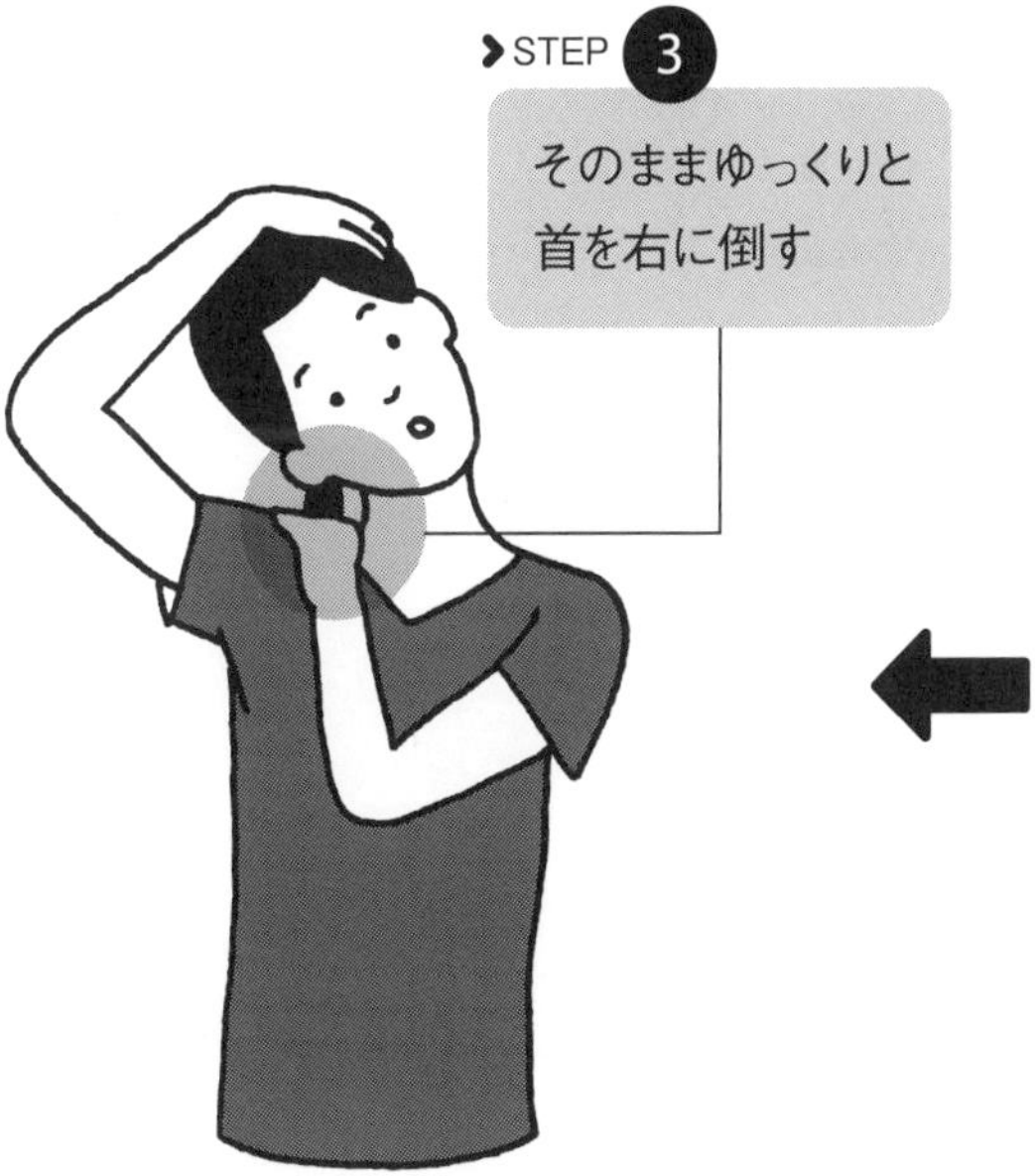
STEP 3
そのままゆっくりと
首を右に倒す

>>> CHECK

□ 首を倒していって
右耳が左の手につきますか?

→ つかないあなたは「首こり」です!

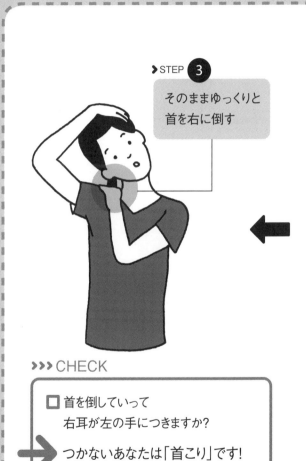

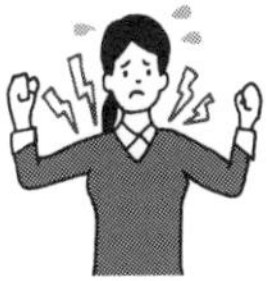

PART 1

頭痛、むくみ、イライラ……身体の不調はすべて「首」から

9割の人は肩こりをカン違いしている

「毎日12時間以上もパソコン作業をしています。夕方になると、首や肩がガチガチ。硬くなって、気分も悪くなってきます……」

「毎朝7時発の電車に乗って通勤しています。座っていけるのはいいのですが、駅に着くまでに寝てしまうせいか、会社に着くと首まわりがバリバリになって、頭痛もおさまりません……」

現代で、肩こりや慢性的な疲労に悩まされていない人はいないのではないでしょうか。

しかも、あなたがこの本を手に取ったということは、肩こりの対症療法をいろいろ試してみたけれど、どうしても治らない、という方が大半なのではありませんか。

私の整形外科にも肩こりがひどくなって通院している患者様がたくさんいらっしゃ

います。

その中には、

「マッサージに行くとすごく楽になるんですけど、1日寝ただけで元通りのひどい症状になってしまうんです」

「血行がよくなるサプリメントがあるって聞いたのですが、月々の支払いがかさんでなかなか続けられません……」

「山田先生、他の医院では電気治療を試してみたのですが、あれって本当に効くんですか？」

と、悩みはさまざまです。

私は仕事柄、たくさんの肩こり患者様を診てきました。

同時に、肩こりに対して間違った認識をしてしまっているために、治る可能性があるにもかかわらず、なかなかよくならずに苦しんでいる人もたくさん見ています。

実は、肩こりは**マッサージをしたり、電気をかけたりしても治りません。**

原因は別のところにあります。肩こりは肩だけに目を向けていては治らないのです。

では、どこを治していけばよいのでしょうか。

たった3秒で弱った身体をよみがえらせます

実は肩こりだけではなく、パソコン作業からくる倦怠感《けんたいかん》や頭痛、起きても疲れがとれないだるさには、「共通の原因」があります。

この「共通の原因」を知り、治していくことで「肩こり」だけでなく、あなたを日々悩ませている、身体の不調を取り除くことができるのです。

では「共通の原因」とは、あなたの身体のどこにあるのでしょうか。その答えは、実際に身体を動かして、探ってみましょう。

あなたもやってみてください。

❖ 3秒エクササイズ　全身を整える

肩幅ぐらいに足を開いて、立ちます。

ステップ1　まず、「首」を起こしてください（1秒）

コツは顔を正面に向けたあと、軽くあごを引いて目線を15度下げます。

これだけでも首の後ろ側が伸びた感じがしませんか？

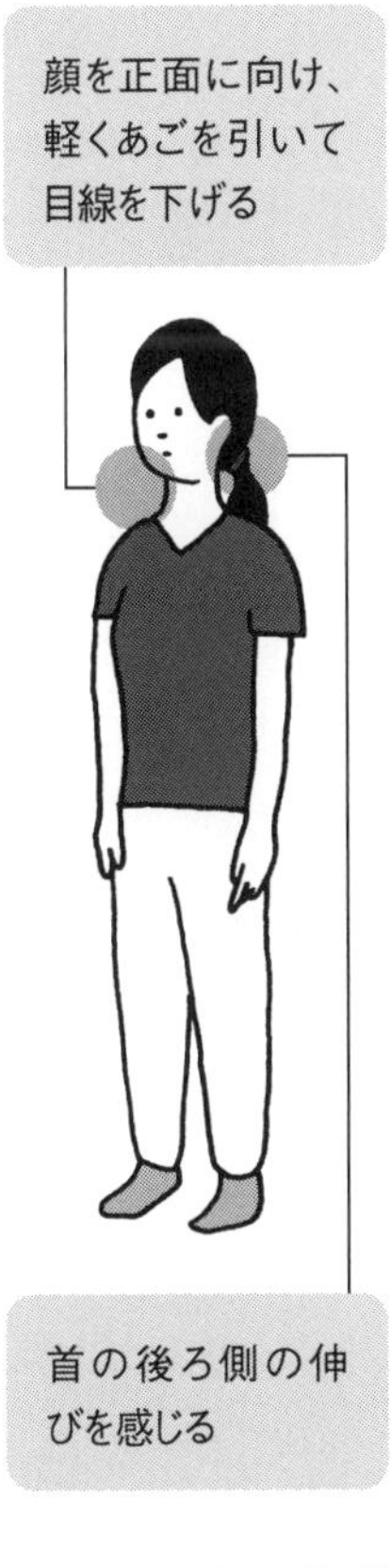
顔を正面に向け、軽くあごを引いて目線を下げる
首の後ろ側の伸びを感じる

ステップ2　次に、「胸を起こして、開く」動作をします（1秒）

胸をグッと前に張り出します。ただし、このままだと張り過ぎなので、右手の親指と中指で鎖骨の下を押さえ、胸の皮膚と筋肉を軽く真下へ押し下げます。丸まっていた背中がスッと伸びた感覚がありませんか？

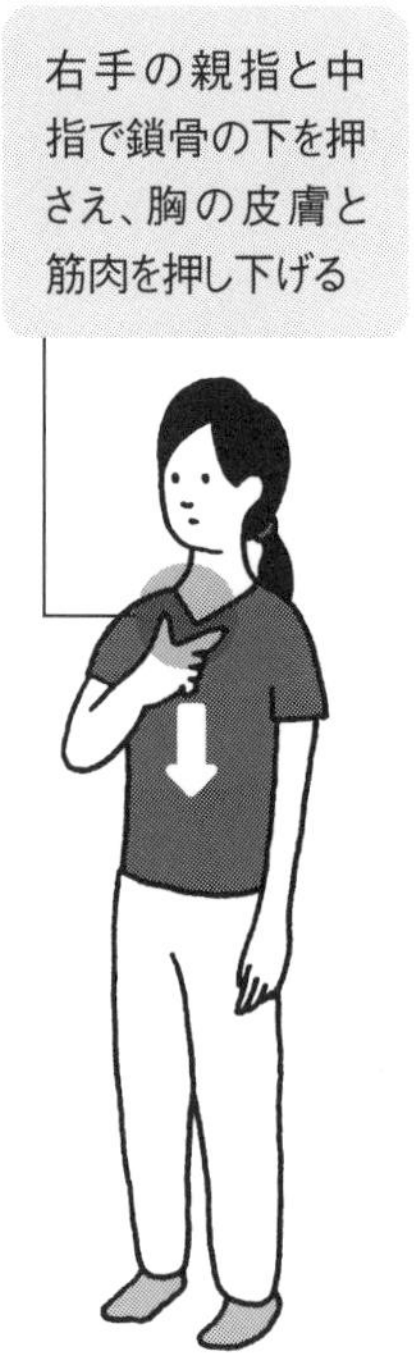

ステップ3　最後に、「お腹を引っ込める」動作です（1秒）

おへその上を締めるイメージで、お腹を引っ込め、ぐっとお尻の穴を

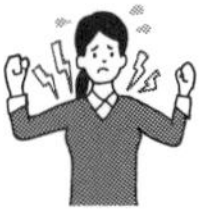

頭痛、むくみ、イライラ……
身体の不調はすべて「首」から

締めます。身体の中心に1本の軸が通ったような感覚を感じてください。

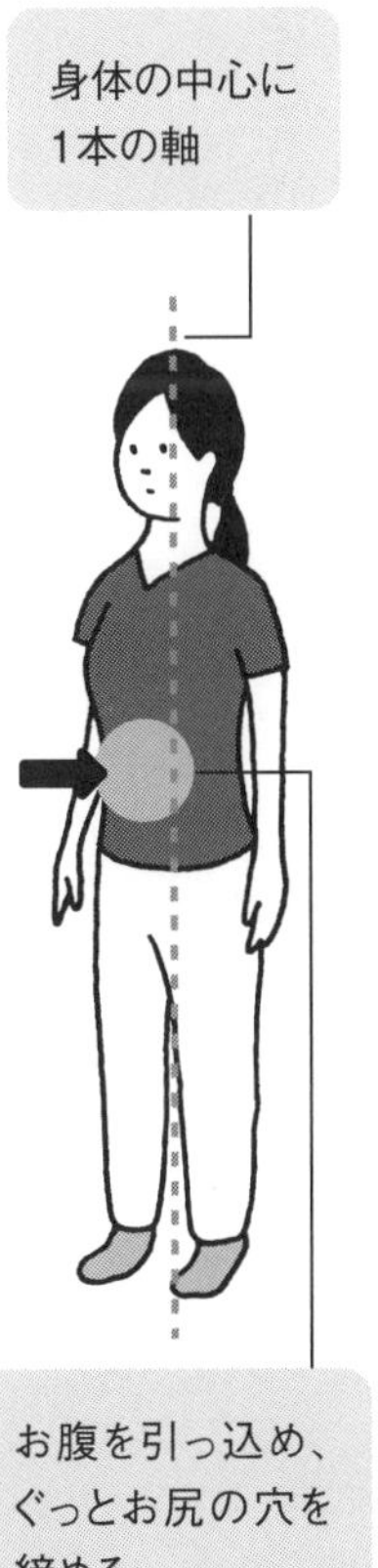
身体の中心に
1本の軸
お腹を引っ込め、
ぐっとお尻の穴を
締める

いかがだったでしょうか？

全身が整い、楽になるのを感じましたか？

パソコンに向かって仕事をしていたら、いつの間にか猫背になってしまった……。

そんな人が猫背を治すには、「首を起こし、胸を開き、お腹を引っ込める」という計3秒の動作をするだけでずいぶん身体が楽になるのです。

さて、身体の不調の原因、もうおわかりでしょうか？

「共通の原因」とは「首」。

もっと言うと**「首の姿勢」**の悪さです。

「首姿勢」を正すことで、あなたの人生を変えていくことさえできるのです。

「首が」あなたの人生を変える

「首」はすべての不調の原因になっていて、首姿勢を変えれば人生が変わる。

そんなことを急にいわれてもピンとこないかもしれません。

たしかに、「首姿勢が悪い→首まわりがこる・痛む」――ここまでは誰でも想像できることだと思います。

しかし、私が医師として「首姿勢の大切さ」を強く訴えるのは、首が、肩こりはもちろんのこと、身体のいろんな症状と深く関係しているからなのです。

たとえば、腰痛もその一つです。

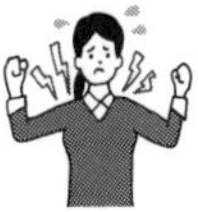

頭痛、むくみ、イライラ……
身体の不調はすべて「首」から

多くの人は、首姿勢の悪さが「腰痛」を引き起こすかもしれないなんて、あまり考えたことがないかもしれませんね。首と腰は、かなり離れた位置にあるので当然です。ところが腰痛も、実は首姿勢の悪さと関係があります。

肩こり・肩の痛み、首こり・腰痛、だけじゃありません。首姿勢の悪さと関連の深い症状を、さらに挙げてみましょう。

- 慢性的な頭痛
- 目の奥の痛み
- 歯の痛み、歯ぎしり
- あごの痛み
- 前胸部の張りや痛み
- 肩甲骨まわりの張りや痛み
- 猫背

- 手の指先に力が入らない
- 朝起きたとき、疲れがとれない
- いびきで悩んでいる
- めまいや立ちくらみに襲われる
- プチうつのような症状

頭や顔など首の上で起こる症状にも、胸や背中など首の下で起こる症状にも、倦怠《けんたい》感など全身で感じる症状にも、そして、プチうつといった心の病にも、首姿勢の悪さは影響を及ぼしているのです。

あなたはどうでしょうか？

当てはまるものが、いくつありますか？

「3つ以上当てはまる」と答えた人は、今日から毎日の生活習慣の中で「首姿勢」を見直す必要があります。

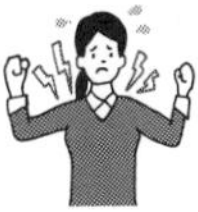

首姿勢の悪さが関係する諸症状マップ

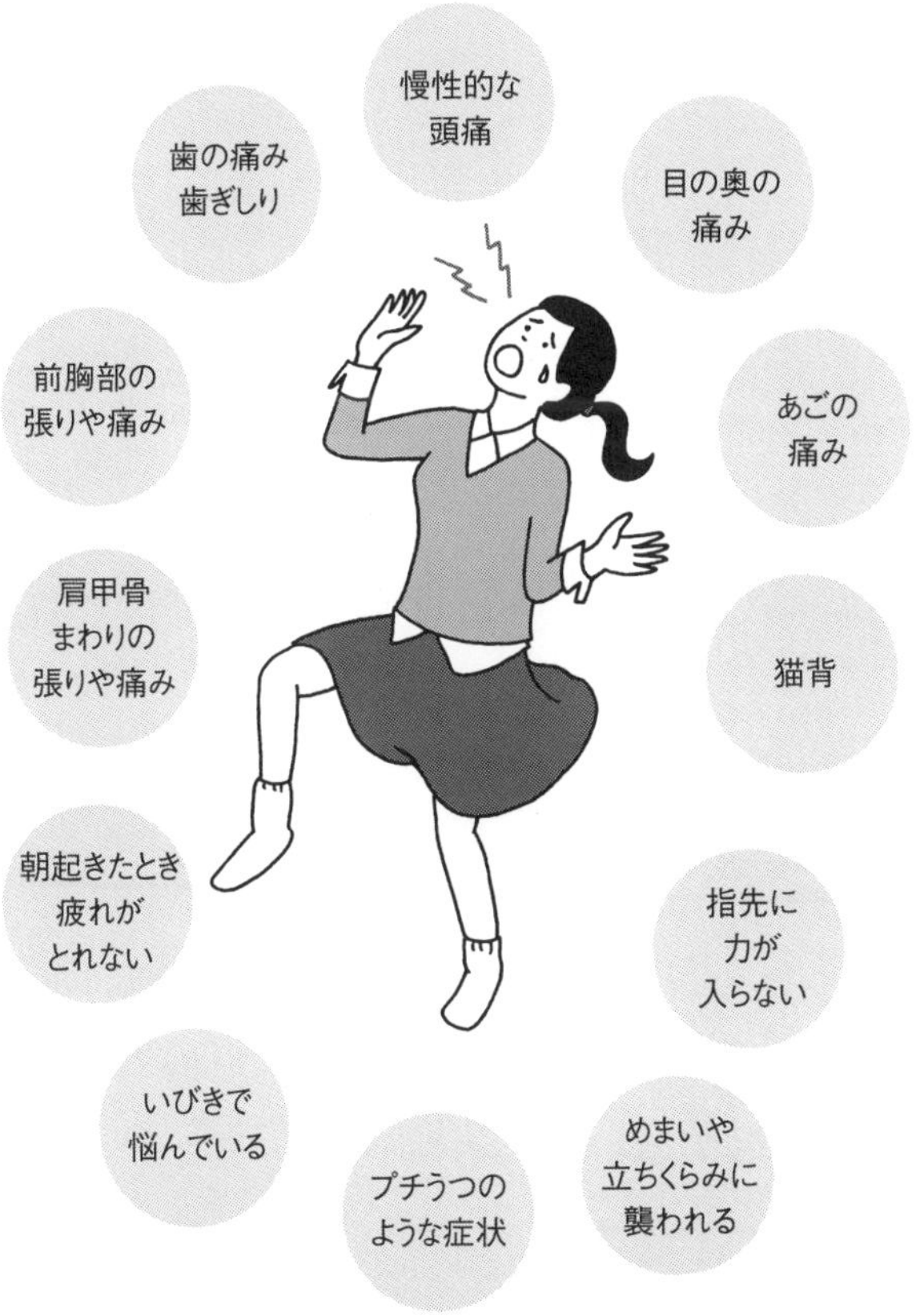
慢性的な
頭痛
目の奥の
痛み
あごの
痛み
猫背
指先に
力が
入らない
めまいや
立ちくらみに
襲われる
プチうつの
ような症状
いびきで
悩んでいる
朝起きたとき
疲れが
とれない
肩甲骨
まわりの
張りや痛み
前胸部の
張りや痛み
歯の痛み
歯ぎしり

そうすれば、「一生付き合うしかない」とあきらめていた身体の不調が消えて、あなたの人生が大きく変わることだってあるのです。

この痛みはどこから？ 首姿勢と腰痛

首姿勢の大切さを実感できたところで、あらためて「首」と関係している症状を一つずつ見ていきましょう。

まずは首姿勢の悪さと腰痛との関連性です。

背骨を通して、首と腰はつながっています。

地球の重力に対してまっすぐ引っ張られるように、身体は絶えずバランスをとろうとしています。たとえば、右足を上げて、その右足を後ろに伸ばしたら、上半身は自然と前に出ますよね？

それと同じです。

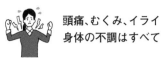

頭痛、むくみ、イライラ……身体の不調はすべて「首」から

首が前へ出ると、腰や胸を後ろに曲げてバランス調整をしようとします。首が左へ折れると、腰が右方向へ傾いてバランスをとろうとするのです。その結果、首や肩に痛みを抱えている人が、腰にも痛みを発症するということも起こるのです。

もちろん、逆のパターンもありえます。腰痛の悩みを抱えている人が、首や肩に痛みを感じはじめるということもよく起きます。

首が先か、腰が先かは、人によって違います。とくに首と関連が深いのが腰なのですが、首を痛めた結果、その症状が背中に現れる人や、足に現れる人もいます。

首姿勢の悪さは、単に首だけにとどまらず、**腰など他の部位にも影響する**ということを、ぜひ覚えておいてください。

しつこい頭痛の本当の原因
首姿勢と頭痛

実は、首姿勢の悪さが頭痛の原因だった、というケースもよくあります。

女性に多いのは「〝片頭痛〟で悩んでいる」という人です。あえて〝　〟をつけたのは、診察してみると、実は片頭痛ではなく頚性《けいせい》頭痛だったという人が多いからです。

ちなみに、片頭痛とは血管性頭痛のこと。不定期にズキズキとした痛みが走り、慢性的に痛みに悩まされることになります。

ストレスや環境の変化、食べ物などなんらかの要因で血管が広がり、周囲の神経が刺激されて起こる症状で、頭痛の中では約10～20％と少なめです。

一方、頚性頭痛は、首姿勢が悪いことにより、首から頭につながっている神経が圧迫されて起こる頭痛のことです。これは筋緊張性頭痛とも呼ばれ、頭痛の70～80％を占めます。

頚性頭痛（筋緊張性頭痛）も片頭痛（血管性頭痛）と同じように不定期にズキズキとした痛みが走るため、感じている本人はいったいどちらの頭痛なのか症状だけではわからないのです。

片頭痛は男性よりも女性に多い症状と言われているので、女性が「頭痛がしたら片

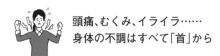

頭痛」だと思い込むのも無理はありません。

そこで頸性頭痛か片頭痛かをチェックする簡単な方法があります。

□お風呂に入って楽になるのであれば頸性頭痛（筋緊張性頭痛）

□お風呂に入ってひどくなるのであれば片頭痛（血管性頭痛）

つまり、血行がよくなると痛みが消えるのなら、それは首姿勢が原因の「頸性頭痛だった」可能性が高いのです。

ただし、頭痛は身体の不調を訴えるサインと見なされています。

「たぶん頸性頭痛だから、しばらく放っておこう」という楽観的な考えは持たないで、必ず専門医のもとで診察してもらってください。

また、頭痛と同じように、首から頭につながっている神経が圧迫されて、目の痛み、歯の痛み、あごの痛みなどが出る場合もあります。

目の奥が痛いと「1日中パソコンを見ていて目を酷使したから」というふうに思いがちです。

けれども首姿勢が、それらの痛みの「見えざる原因」になっていることは多いのです。

「気分がすぐれない」はうつのはじまり　首姿勢とうつ

次に関係してくるのが、気分が晴れないという「うつ」の症状です。

うつ病は、今や日本人の国民病とも呼ばれます。「プチうつ」と呼ばれる軽症の場合を含めれば、日本人の4人に1人が、この病気を患っているといわれます。

- ●眠れない
- ●なんとなく気持ちがすっきりしない
- ●何をするにしても面倒くさい

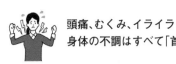

頭痛、むくみ、イライラ……
身体の不調はすべて「首」から

●人と会いたくない
●食欲が出ない

そんな状態になったら、「プチうつ」の初期症状の可能性があります。

もしかしてうつかもしれない――。

そう思ったとしてもなかなか自分から病院を訪れる人は少ないかもしれません。しかし、放っておいては悪化するだけです。

プチうつの人の中には、首姿勢の悪さが原因で首こりや首痛に陥り、気分が落ち込んでいる人がとても多いのです。

どうも日々、気分が晴れないなと感じている人は、まずは首姿勢を疑ってみてください。

「なぜ、首こりがうつに関係してくるのだろう？」

そんな疑問を持った方は、首まわりが絶えずズキズキして、重たく感じている状態をイメージしてみてください。そんな状態だと、首が脳に近いこともあって、非常に気になり、何も手につかなくなりませんか。

その状態が続くと、どうなるでしょうか？

何か考えようとしてもうまくまとめられずイライラしっ放し、眠ろうと思ってもあまり眠れず疲れはたまっていくばかり……身体も心も疲れてしまい、結果、プチうつに陥ってしまう場合もあるのです。

実際、首こりで悩む患者様の中にも、

「何をするにも、気が乗らないんです。私、うつなんでしょうか？」

と聞いてくる方がいます。

たしかに、プチうつ症状が疑われる人が一定の割合でいるのです。

私は、そんな患者様たちに「首姿勢をよくする生活習慣」を提案して、実行してもらいます。そして、何日か経ったら再び来てもらい、状況を尋ねます。

すると、

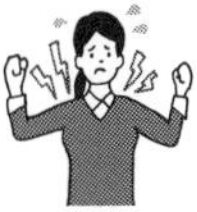

頭痛、むくみ、イライラ……
身体の不調はすべて「首」から

「それまでの倦怠感がウソのようにスッキリしました！」

と言ってくださる方もたくさんいます。

つまり、原因は「うつ」ではなく、ただの首姿勢の悪さだけだったということなのです。

「首姿勢は人の感情や気分に非常に大きな影響を与えている」

と私は思っています。

健康で前向きな生活を送るためには、社会に対して開いた姿勢をとっていることがとても重要です。顔を下に向け、背中を丸めた、前かがみな姿勢は、プチうつの症状をさらに加速してしまいます。

プチうつ的な症状を感じた人は、まず顔を上げ、胸を開いて、姿勢から美人な状態をつくってみましょう。そう、猫背を治すのと同じ意識で、「首と胸を起こす」わけです。

なぜなら人間は、顔を上げた状態で悲観的に物事を考えるのが難しいからです。当然ですよね？

今まで悲観的なことばかり考えていた人でも、姿勢を変えるだけで、うつ的状態から脱出できるかもしれません。

姿勢が変われば、心が変わる、なのです。

「めまい」も首こりのサイン　首姿勢とめまい

首姿勢が悪いということは、「脳のポジションが悪い状態」でもあるのです。

考えたり、感じたり、身体全体のバランスをとっているのが、脳です。その脳が絶えず不安定な状態に置かれているわけです。

そうすると、どんなことが起こるでしょうか？

- ●ぐるぐると回転しているような感覚に陥る、めまい
- ●船に乗って揺れているような感覚が続く、ふらつき
- ●立ちあがった瞬間にふらつく、立ちくらみ

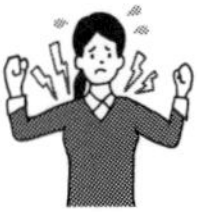

頭痛、むくみ、イライラ……
身体の不調はすべて「首」から

こういったことが起こりやすくなります。

もちろん、首姿勢の悪さが、めまい、ふらつき、立ちくらみの唯一の原因ではありません。

けれども、バランスをつかさどる脳がそもそもアンバランスな状態で活動しているのですから、安定的な位置のときの脳よりもめまいを引き起こしやすくなっていることは確かです。

頸椎《けいつい》症など首を痛めて私のところにやって来る患者様の中にも、「先生、めまいがひどくて気持ち悪いんです」といった悩みを訴える人は多くいます。そして、首姿勢を改善することで、いつの間にかめまいやふらつきが気にならなくなったということがよくあります。

美容と若さのカギも首にあり！

首姿勢と美容・冷え性

首姿勢は普段の気分だけでなく、美容や若さなどのアンチエイジングのカギも握っています。

首姿勢と美容効果との関係を考えると、**「見た目の美しさ（外面）」**と**「体内の血液循環（内面）」**の2つに影響を与えています。

まず「見た目の美しさ」から考えてみましょう。

あなたは、前かがみで首に負担のかかる姿勢で過ごしている人を見て、どんなイメージを抱くでしょうか。

「疲れているのかな」

「人生が楽しくないのだろうか」

と思うかもしれません。

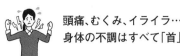

逆に、堂々と胸を開いて、首に負担をかけない「首姿勢美人」の人がいたらどうでしょうか？

もし同じ年齢だったとしても、若さや快活さを感じる人は多いことでしょう。

私も、前かがみの患者様が、姿勢を変えるだけで見ちがえるほど若々しさを取り戻した例を、今までに何度も見てきました。

では、なぜ首姿勢を変えるだけでそんなに若々しく見えるのでしょう？

答えは簡単です。

顔を上げ、胸を開いて、首姿勢をよくする（27ページ、3秒エクササイズ）――たった一つの小さなアクションにすぎませんが、まず周囲に与える印象ががらっと変わるからです。

すると、周りから「なんだか急に若々しくなったんじゃない？」と声をかけられるようになります。うれしさも手伝って、返事をする際も、表情は自然と笑顔になりますよね。

姿勢が変わると、印象が若々しくなり、周囲の反応が変わる。

そうすると、自分の対応が明るくなり、ますます若々しくなっていく。

でも、本人は意識を変えただけです。高価なアンチエイジングに通ったわけではありません。

「首姿勢の美しさ」への意識が、大きな変化を与えてくれたのです。


では、「体内の血液循環（内面）」については、どうでしょうか。

多くの女性が抱えている「冷え症」の悩み。

冷え症の原因は、末梢《まっしょう》神経が狭い、ホルモンのバランスが悪いなど、さまざまです。

その原因の一つとして「悪い首姿勢により、首の神経を圧迫している」ことも考えられます。

なぜなら、手足とつながっている首の神経が圧迫されたことにより、血液をうまく巡らせることができず、手が冷たくなったり、足が冷たくなったりしている場合があ

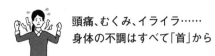

るからです。

だからこそ、首姿勢を整えるという意識だけで、冷え症まで治ってしまったという例はいくつもあります。

しかも冷え症は、対策を誤るとより悪化させてしまうこともあります。

「手足が冷えるので、靴下を履いて、寝間着を何枚も着て寝ています」という人がいますが、この着ぶくれ状態は、寝返りを打ちにくくさせてしまいます。

寝返りが打てない→血液循環が悪くなる→冷え症が改善しない
→さらに着ぶくれ状態になる

という、負のスパイラルに陥ってしまうのです。

首姿勢はちょっとした心がけで変わる

首姿勢と猫背

ここまでで首姿勢の大切さはわかってもらえたと思います。

「でも、そんなに長い期間かかって、悪くなったクセを直すことなどできるのでしょうか。きついトレーニングが必要なのでは……」

と思うかもしれません。

しかし、首姿勢に関して言えば、たった3秒だけ意識を変えるだけで劇的によくなります。

ここでは、猫背の患者様のエピソードを見てみましょう。

「猫背」というとどんなイメージを持っているでしょうか。

胃の後ろあたりにある、1本の長い背骨が、曲がっている状態だと感じているので

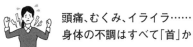

はないでしょうか？

そのために、猫背に悩むほとんどの人は猫背を改善しようとすると、「背筋をピンと伸ばす」感覚で、身体の後ろ側を伸ばして改善しようとします。それでもなかなか治らない人は、矯正ベルトなどを背中側にあてたりします。

しかしそれは誤った思い込みです。

どういうことか、背骨についてもう少し見てみましょう。

背骨は、医学的には「脊椎《せきつい》」と呼ばれていて、「頸椎《けいつい》＝首の骨」「胸椎《きょうつい》＝胸の骨」「腰椎《ようつい》＝腰の骨」の3つのパーツからなっています。

椎というのは骨のブロックのこと。首から腰にかけて、骨のブロックが連続して積まれています。それが大きく「首」「胸」「腰」の3つに区分されています。

そのため、猫背を治し、姿勢をよくしたいなら、重心を意識してリラックスして立ち、**「首を起こす」ことが大切**なのです。

実は、27ページでみなさんにもやってもらった、あの動作。

あれによって、頸椎を伸ばすことができるのです。

さらに、首と同時に「胸を起こす」動作だけでも効果があります。

パソコンに向かって仕事をしていたら、いつの間にか猫背になってしまった……。そんな人が猫背を治すには、「首と胸を起こす」という動作が必要なのです。

以前、当院に治療で訪れた患者様に「猫背ですね。姿勢を意識するだけで改善しますよ」とアドバイスしたことがあります。

その患者様は「10年以上前から猫背に悩んでるんです。だからさすがに治らないと思いますよ」と開き直るような発言をしました。

そこで、患者様に「ちょっと立ったまま動かないでくださいね」とお願いして、私は患者様の顔の角度を上げ、さらに胸を張ってお腹を引っ込めてもらいました。そして、「これがいい姿勢なんです。この感覚を覚えてください」

とお願いしました。患者様は、一度、感覚をつかむと、よい姿勢を再現できるようになります。そして猫背は改善していったのです。

首から骨盤までを支える骨（背骨）

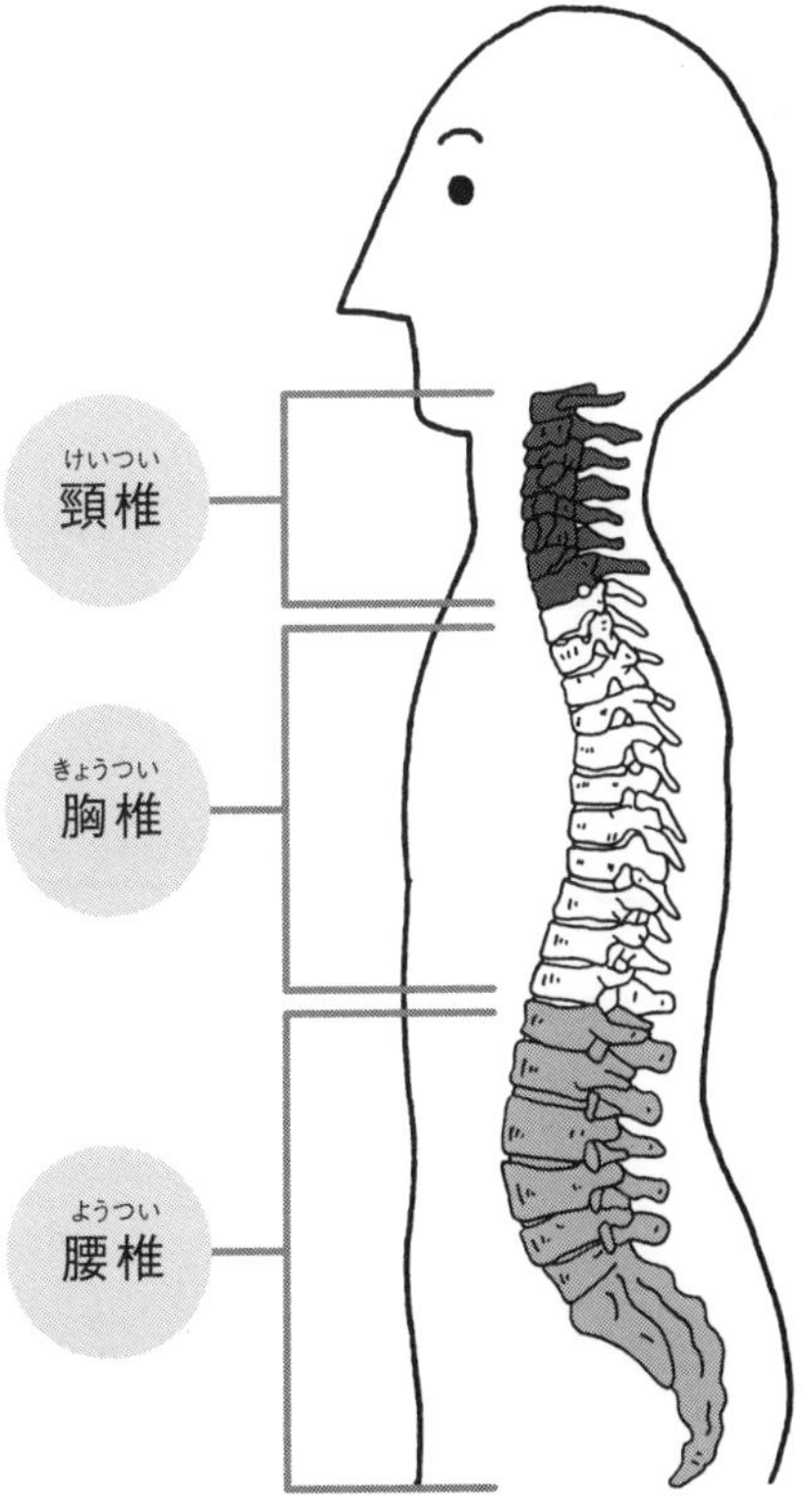

不安定ではあるけれど、自由自在に動かせる首。

だからこそ、最適なポジションを覚え、それを常に再現できることがとても大切なのです。

放っておくと大変なことに！

年を重ねるほど、骨の状態は悪くなります。子どものころの骨の質を満点とするなら、青年期の骨、成人期の骨、中年期の骨、年配期の骨……年を追うごとに状態は悪くなります。

では、「骨の状態が悪くなる」というのはどういうことでしょうか？

一つには、「骨の質が下がる」、つまり骨粗《こつそ》しょう症です。もう一つが、「骨の変形」です。

骨と骨の間には、椎間板《ついかんばん》と呼ばれるものがあり、骨と骨とのクッションのような役

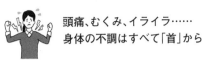

頭痛、むくみ、イライラ……
身体の不調はすべて「首」から

割を果たしています。**椎間板の形が悪くなると、骨にも影響して、骨の変形が起こります。**

レントゲン写真で身体の側面から椎間板を見ると、キレイな四角形をしています。骨と骨の間からはみ出さないようになっているのです。

ところが、身体の一部に無理な負担がかかる生活を送っていると、この椎間板がつぶれて、骨と骨の間からはみ出るような形状に崩れてくるのです。

人間の身体は、非常によくできていて、はみ出た椎間板を骨と骨の間に収めようとします。「受け皿」を広くしようと、骨のほうが形を変えていくのです。

これを医学用語で「変性《へんせい》」と呼び、形を変えてとがってきた骨の部分を「とげ」（骨棘《こっきょく》）と呼びます。

みなさんも「椎間板ヘルニア」という症状を耳にしたことがあると思いますが、椎間板ヘルニアは、椎間板が形を崩し、椎間板の中身が飛び出して、神経を圧迫して痛みを感じる症状のことです。

椎間板の形が少し変わると、それに伴って骨は形を変え、とげができます。

また椎間板の形が変わるたびに、骨のとげは大きくなっていきます。

年を重ねるほど、椎間板と骨が形を変え、骨の変形が進むことを「加齢変形」と呼んでいます。

首の悪姿勢を放置していては、年々悪くなることはあっても、決してよくなることはありません。ですから、首姿勢のケアは、一刻も早く始めるべきなのです。

首の大切さに気づいてもらえたでしょうか。

次の章からは具体的に首姿勢が悪くなる原因を見ていきましょう。

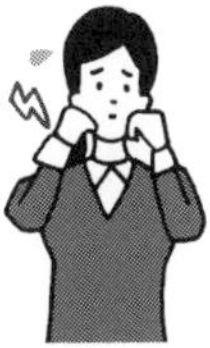

PART 2

首こりを「完治」させる方法とは？

どんな生活が首に悪いのか

ここまでは「首」と身体の部位が深い関係で結ばれているということを見てきました。

では、そもそもなぜ首の姿勢は悪くなってしまったのでしょうか。

首姿勢の悪化には、現代の生活習慣が大きくかかわっています。

その代表的なものが**パソコンを使ったデスクワーク**です。デスクワークが首姿勢の天敵になる理由は、大きく2つ挙げられます。

まず一つ目は、デスクワークが首に悪い姿勢になりがちなこと。

会社から支給された机やイスを使わなければならず、なかなか自分にとって最適な作業環境が整えにくいのです。その結果、前かがみの姿勢で常にパソコンと向き合うような悪い環境になってしまいがちです。

もう一つは、手先だけを動かして長時間労働をしてしまうこと。

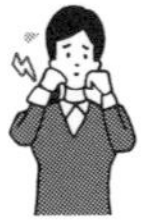

手先だけを動かしている状態というのは、全身の血液循環という観点から考えると非常に不自然で、身体にとっては「動いていない」に極めて近い状態です。

そしてこの「長時間ジッとして動かない」状態は、首の健康にとってもっとも避けたいことの一つです。

電話オペレーターの方、経理担当の人、デザイナーさんなど、パソコンを使って長時間仕事をする職種は多岐にわたりますが、パソコンに向かって作業をしている人は、これをやってしまいがちです。

その結果、ガチガチの肩こり、バリバリの首こりに慢性的に悩まされ、日を追うごとに症状を悪化させている人も多いのです。

スマホや爪のケアが首姿勢を悪くする

女性が「悪い姿勢のまま、ジッとして動かない」という環境に陥りがちなのは、何も仕事中だけではありません。

オフタイムで代表的なのが、ネイルケアの時間です。

ご自身で爪のケアをするとき、なるべく息を殺して動かずに行っていませんか？　集中しているので、あっという間に時間が過ぎているように感じるかもしれませんが、かなり長い時間、首や肩などの上半身に力を入れ、前かがみになって爪に神経を向けながら作業をしている人が多いのです。

実際、プロのネイリストの多くは、1日中このような状態ですから、首姿勢の悪さが原因で起こるさまざまな症状に悩まされています。

彼女たちからはよく、「手首が腱鞘炎《けんしょうえん》になってしまった」という声を聞きます。けれども、このときに**「手首を使い過ぎて痛めてしまった」と思うのは大きなカン違い。**

そうではなく、悪い首姿勢によって首から腕につながる神経を圧迫した結果、手首が思いどおりに動かなくなっているのです。

最近では、スマホも首姿勢を悪くする元凶となりはじめています。

NG! 現代の生活習慣が首姿勢を悪くする
〈パソコン作業の場合〉

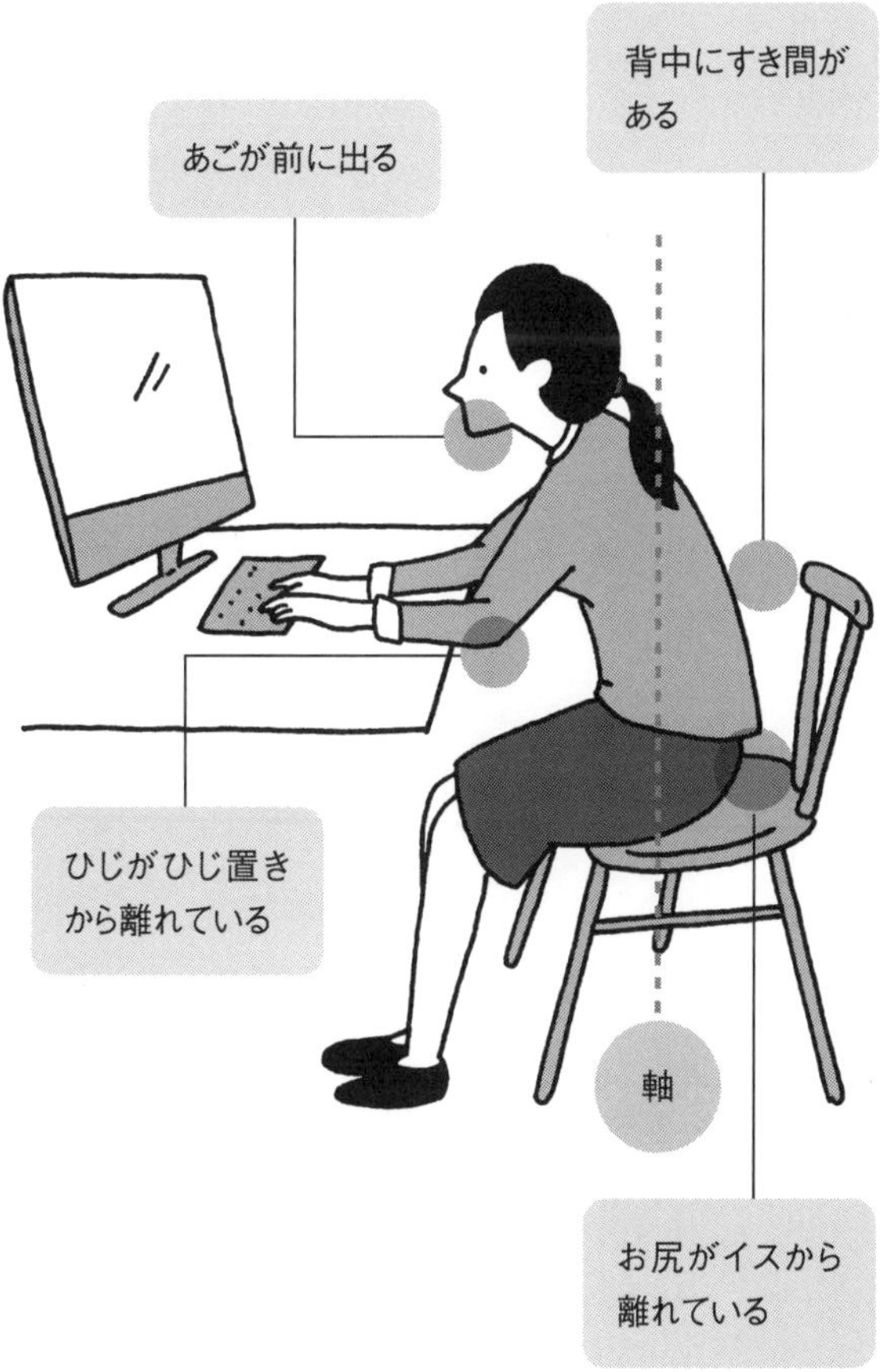
背中にすき間がある
あごが前に出る
ひじがひじ置きから離れている
軸
お尻がイスから離れている

特に、家に帰ってからのスマホは要注意。ソファやクッションにもたれながら、あるいは寝転がりながら、指先だけを使って小さな画面に長時間向かっている人も多いのではないでしょうか。

「リラックスした姿勢でスマホをいじっているんだから、身体は疲れないのでは？」と思う人もいるかもしれませんが、それは大きな誤解。

首はかなり無理な姿勢をして、相当な負荷がかかっています。首姿勢をどんどん悪くするので、少しやったら気分転換で姿勢を変えるなどして、身体をこまめに動かすことが大切です。

首の姿勢がカギを握る理由

では、首の姿勢が悪いと、身体にどのようなことが起こるのでしょうか？

それは**「バランスをとろうとする」**のです。なぜかというと、身体は地球の重力に

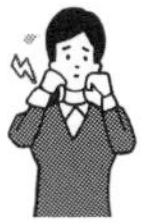

首腰バランスの図
（矢状面バランス）

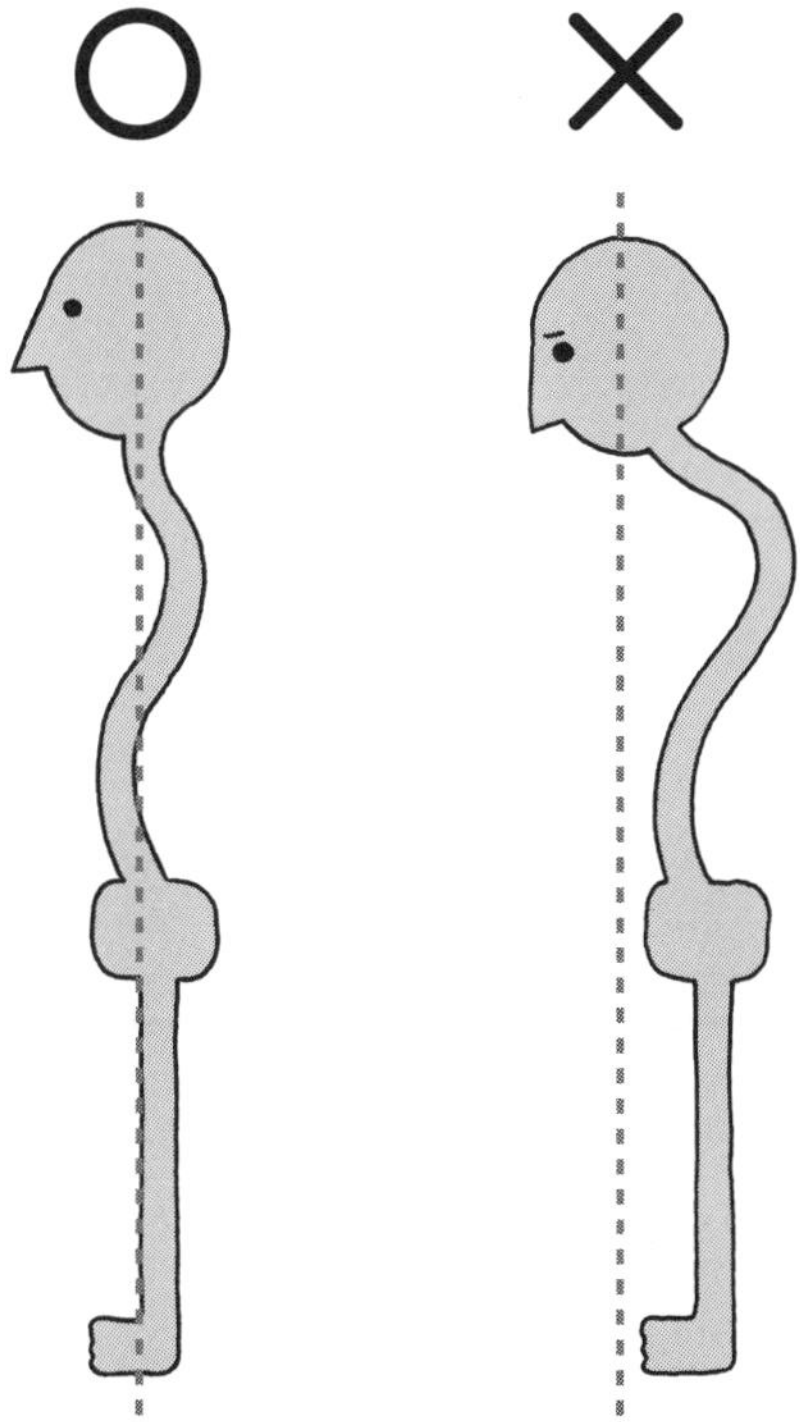

頸部、胸部、腰部のそれぞれが自然なカーブを描いている

頭が前に出るとバランスをとって、胸や腰は後ろに曲がる

逆らって立とうとするからです。

どういうことでしょうか？　例をいくつか紹介しましょう。

デスクワークのときに顔だけ前に突き出し、前かがみの猫背になってパソコンを打っていた女性がいました。この方も首の神経からくる痛みがひどくなり、患者様として私のところにやって来たのです。

背骨は、横から見ると、頸部、胸部、腰部のそれぞれが自然なカーブ（彎曲《わんきょく》）を描いています。ですから、腰部がカーブしていること自体は決しておかしくはないのですが、その曲がり具合がかなり激しい状態です。

これも「首が前に出ようとするから、バランスをとって胸や腰は後ろに曲がる」という身体のバランスが働いているのです。ちなみに、横側から見たバランスのことを「矢状面《しじょうめん》バランス」と言いますが、この方の場合は矢状面バランスがとても悪い状態です。

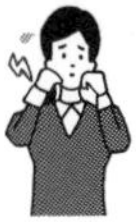

首こりはこうして体調不良を引き起こす

では、このような首に悪い生活を続けるとどうなるでしょうか。首こりの原因を少し医学的な視点から見てみましょう。

首にとって悪い姿勢が続くと、首まわりの筋肉が緊張し、首まわりをつかさどる神経が圧迫され、痛みを感じるようになります。これを私たちは、首こりと呼んでいます。**首こりは、神経が痛がっている状態**です。

こう聞くと、「えっ、首こりって、筋肉の痛みではないの？」と言う人がいるかもしれません。そう、筋肉痛です。筋肉痛＝筋肉の痛みだと思っている人が多いようですが、実は筋肉が痛がっているのではなくて、筋肉に入り込んでいる神経が痛がっているのです。

ちなみに、人間はどんなによい姿勢をとっていても、その姿勢を長時間とり続けると、身体を支えている筋肉が緊張を保てなくなり、筋肉がグラついてきます。筋肉は骨を支えています。首のまわりの筋肉は、ヨットの帆のように、首の骨を覆っています。その筋肉が疲労してグラグラしてくれば、首の骨も当然揺れて、椎間孔《ついかんこう》から出ている神経を圧迫するようになります。

特に脊柱管狭窄症《せきちゅうかんきょうさく》など、もともと脊柱管が狭い方の場合、神経をとりまく環境が狭く、ちょっとした不良姿勢で、大きな痛みやしびれを感じることがあります。

つまり首こりは、首姿勢が悪いと起こりやすく、たとえ首姿勢をよくしているつもりでも、筋肉が疲労してくれば、起こりえるものなのです。

「慢性のこり」を生み出す悪循環

筋肉に負荷をかけ続けると、局所の炎症が起こります。炎症がいったん起こると、物理的刺激が取り除かれたあとにも、慢性的な違和感や筋肉の緊張が残ってしまうよ

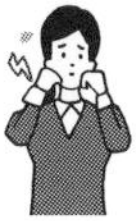

うになります。

それが「慢性のこり」と呼ばれるものです。

こりは、**悪循環を引き起こします。**

こりが起こって筋肉が緊張すると、こりが血管を締め付けます。そうすると、血液循環が悪くなります。

血液は、たくさんの栄養素や酸素を運んでいるので、血液循環が悪くなれば、組織に栄養が行かなくなるのは当然。そして、悪い物質である乳酸がどんどんたまる。乳酸は、痛みやこりを起こす原因物質となるのです。

首こり、肩こり、頭痛は元をたどれば、すべて同じ神経に行きあたります。最終的にどの場所の神経の枝が感じているかの違いです。同じようなメカニズムで引き起こされています。

そして、張り、こり、しびれ、痛みといった表現の違いも、いずれも神経の障害の違いだけなのです。

なぜ首の痛みがこんなところに⁉

「でも首が痛くて肩がこるのはわかるけれど、首から遠い部位にも影響するのはなぜ？」と思われた方もいるかもしれません。

首がすべてのカギを握る理由、もっと見ていきましょう。

まず、背骨はどんな役割を果たしているのでしょうか？

まっ先に挙げられるのは**「体軸」としての働き**です。

背骨があるからこそ、人間は、立ったり座ったりしているときに、身体の重さを支えたり、前後左右に上半身を曲げたり、伸ばしたり、ひねったりすることができるのです。また、歩いたり走ったりするときに起こる上下運動の衝撃を吸収し、脳へのダメージを防いでくれているのです。

体軸の一部として重要な役割を果たしている、首の骨。

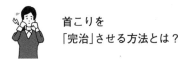

その内部には、脊髄《せきずい》神経と呼ばれる神経の束が通っています。

脊髄神経は、脳からの指令を首から身体の下の部分に伝える、とても大切な神経です。交通事故などで首を痛め、半身不随になってしまった方の話を聞いたことがあるかもしれません。この神経を損傷すると、身体が思うように動かせなくなってしまう。それほど重要な神経が、不安定な首の骨の中を通っているのです。

計16本の頚神経と身体との驚くべき関連性

69ページの図を見てください。

頚椎の7つの骨（椎骨）の間には、椎間孔という隙間があります。

左右の隙間から、脊髄神経から枝分かれした「頚神経」と呼ばれる神経が身体のいたるところへ伸びていて、運動、感覚、痛みなどをつかさどっています。

この椎骨を見ると、「なぜ首の痛みがこんなところに⁉」というギモンが解決します。

頸神経は、全部で8本×左右2。

それぞれに支配する領域が、おおまかに決まっています。

いちばん上の**C1**は、頸筋の運動神経の大部分をつかさどっています。

C2は、後頭部の知覚をつかさどっています。

C3は首まわり、**C4**は肩まわり、**C5**は胸や下腕、**C6**は上腕〜親指、**C7**は人さし指と中指、**C8**は薬指と小指といったように、頸神経がつかさどる部位はとても広いのです。

そして、**首のどの神経を痛めるかによって、症状の出る場所が異なります。**たとえば、C6を痛めることによって、上腕や親指付近に症状が出ます。

首姿勢が悪いということは、首が不自然な角度で傾いているということ。

そのため、頸神経が根元で圧迫されています。神経が圧迫されて障害を受けたり、首まわりの筋肉が緊張して血流が悪くなったりすると、痛みやしびれなど、さまざまな不調が引き起こされるのです。

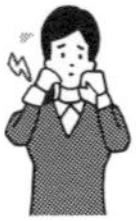

首こりを
「完治」させる方法とは？

頸神経と症状との関係性

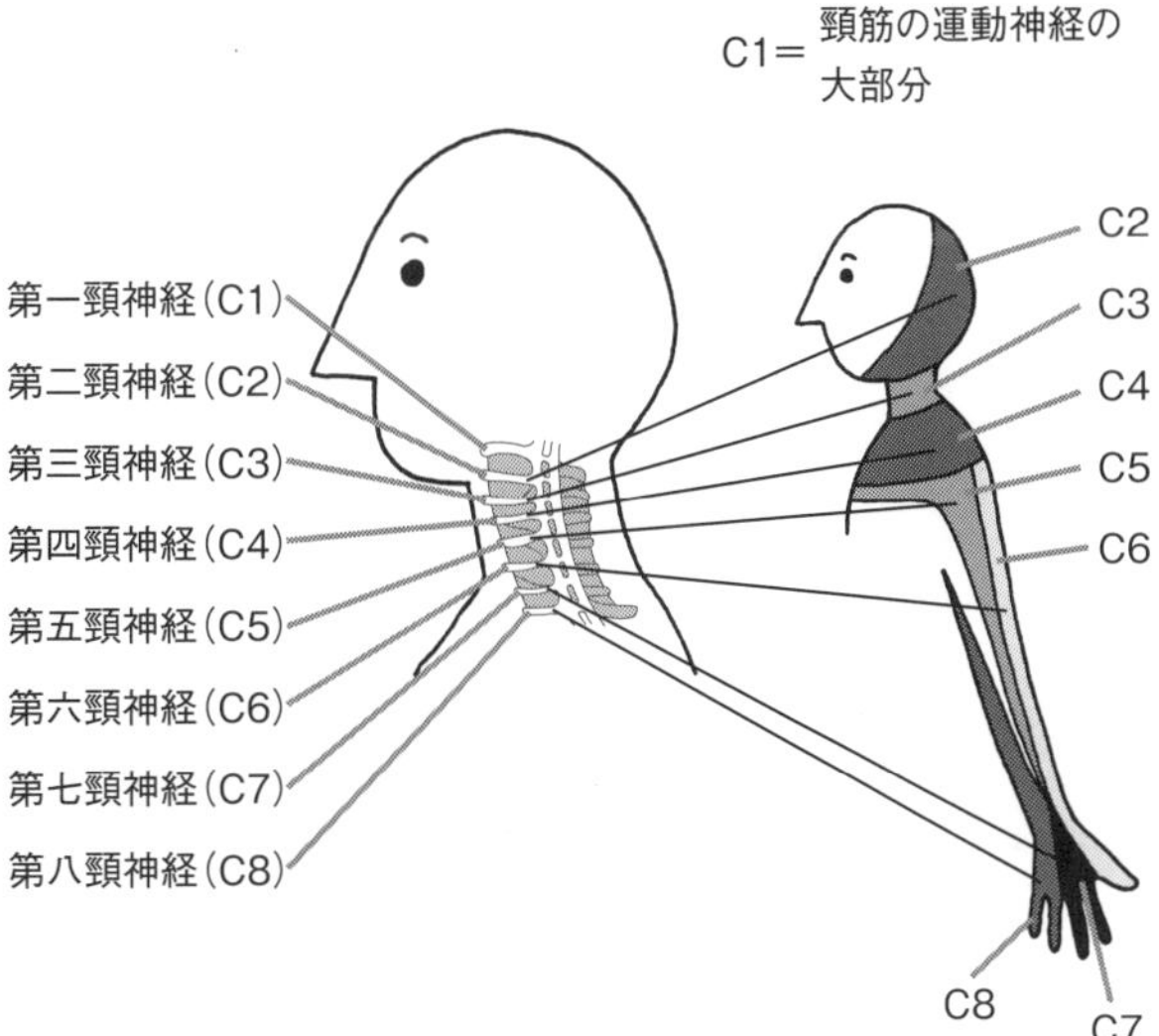

>>> POINT

どの頸神経が圧迫されるかによって症状が異なる。たとえば第二頸神経（C2）が圧迫されると頭痛、第三頸神経（C3）が圧迫されると肩こりが現れる。

首姿勢が悪くなればなるほど、圧迫される頸神経の圧迫の程度も強くなっていきます。

つまり、身体はより強い不調を感じるようになっていきます。

首姿勢の悪さは、身体のさまざまな部位をつかさどる神経に悪影響を与え、身体に不調をきたすのです。

症状は身体の弱いところに出る

69ページの図で見たとおり、筋肉の緊張によってＣ２やＣ３の神経が圧迫されると、首や肩の張り・こり・痛みだけではなく、頭や顔の他の部分にも症状が出ることがあります。

このとき、頭や顔のどの部分に症状が出るかは人によって違います。歯に痛みが出る人もいれば、目に痛みが出る人もいるのです。

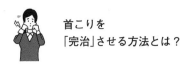

首こりを「完治」させる方法とは？

なぜなら人間の身体は、相互に関係し合っているからです。そして、症状というのは、その人の弱い部分に出やすいのです。

たとえば、視力が悪く、ドライアイがある人は、

「首、肩が張ってきたなあ、目がしょぼしょぼするな」

となることが多い。もともと耳が弱い人は、

「首、肩が張るし、耳鳴りがするな」

となる。歯や口腔《こうくう》内の病気やその治療中の人は、首、肩とともに歯にも違和感を感じてしまいます。

炎症が一つ起きると、それがきっかけとなって他の部位にも起こります。

このように次々と症状を引き起こすことを「惹起《じゃっき》」と呼ぶのですが、人間の身体は炎症を惹起するのです。

首こりを感じていない人ほど危険

ときどき、「私はこりは感じないから大丈夫です！」と開き直って言う方を見かけます。周囲からは「肩こりの苦しみがないなんてうらやましい！」と思われるかもしれませんが、油断は大敵です。

なぜなら、痛みを感じなくなってしまっただけという可能性もあるからです。

「痛みのメカニズム」については、世界中で研究が進み、解明されつつあり、「痛みとは何か」が定義されています。

それに対して、「こり」というのは、実は明確に定義されていないのです。

「『こり』は痛みなの？　張りなの？　筋肉の緊張がどれだけの圧力になったら『こり』なの？」という明確な指標も定義もないのです。

ですから、なかには「私、肩こりっていうものが、どんなものか知らないんです。

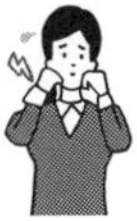

長年この状態なので、これが普通だと思っています」という人がたくさんいます。**そんな人こそ、注意が必要**です。

肩こり、首こりで悩んでいる人は、「無自覚である」という方を加えれば、膨大な数にのぼると予想されます。

首姿勢を変えるだけで健康になる理由

ここまで首が大切なことを見てきました。では、首の姿勢を変えると健康になれるのはなぜなのでしょうか？

その理由は、首が脳を支えているということと関係しています。

成人の場合、頭だけで約4～6kgあり、前に7cm倒してお辞儀した状態では、なんと**約20kg近い負荷が首にかかっています。**

少しお辞儀をしただけで、約20kg！

20kgの重い米櫃《こめびつ》を持ち上げたことがありますか？　それほど重い頭を、不安定で細い首が支えています。

つまり、頭のポジションを決めるのは、首なのです。脳と顔面を支える、大きな柱と見なせます。

脳は、ものを考えたり感じたりするところです。計算することも、泣いたり笑ったりすることも、すべてをつかさどっています。

そして、脳幹なども あり、身体全体のバランスをとるところです。

首の姿勢が悪いということは、私たちにとって非常に重要な脳のポジションが悪いということに他なりません。

そうなると、頭痛、めまい、ふらつき、耳鳴り、顔面のしびれなど……とにかくいろいろな不調が生じる可能性があるのです。

首の姿勢が悪いと、首から上のすべてに悪影響を与えてしまいます。

最近いらっしゃった患者様は、もともと歯が悪かったのですが、首姿勢が悪くなったために、歯の痛みをより感じるようになってしまいました。

逆に、首から下で考えてみましょう。

もしも、首の脊髄損傷を起こせば、腕も、胴体も、脚も、全部動かなくなります。

頸髄《けいずい》と呼ばれる脊髄神経が、首以下すべてを動かしているのです。手は動かなくなり、脚も突っ張って歩けなくなり、お小水もできなくなります。

首は首から上と首から下をつなぐ、重要な連絡役を果たしているのです。

なぜマッサージでは肩こりは治らないのか

ここまでで「首姿勢」が身体のカギを握っていることを見てきました。

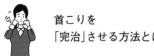

「首のこりを放っておいては大変だ。治さなければ！」

と感じてくれたと思います。

しかし、ここからが大切なのですが、首のこりは治し方を間違うと一生治すことができません。**対症療法では治すことができない**からです。

首のこりを感じると、首をもんで、こりをほぐそうとしますよね。ご自身でもんでみたり、ご家族の方にもんでもらっても、あまり効果がないと感じたら、マッサージの専門店に通うのではないでしょうか。

けれども、誤解を恐れずに申し上げると、「マッサージでは首こりは治らない」のです。

より正確に言えば、肩や首をいくらマッサージしても、「首こりにならない身体」は手に入りません。

なぜなら、長い時間、筋肉が緊張状態にあると、肩こりや首こりは必ず起きてしまうからです。

マッサージで、「こりをもみほぐし、取り除くことができる」イメージを持っている人も多いかもしれません。

けれども実は、マッサージは「局所的な血行をよくする」ために行っています。

肩や背中にお灸《きゅう》をのせると全身の血行がよくなりますが、それと同じ効果を目的と

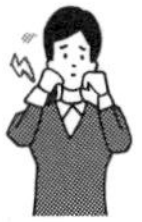

首こりを
「完治」させる方法とは？

マッサージの負のスパイラル

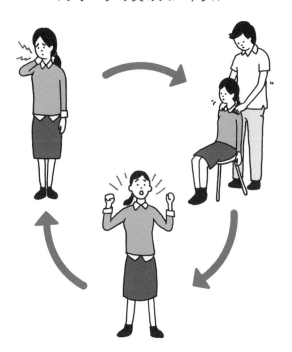

>>> POINT

マッサージは身体の血行をよくし、こりを「緩和」させるために行う対症療法。された後は、すごく気持ちがいいが、無理な姿勢でスマホを1時間も見続ければ、こりはあっという間に元通り!

しています。

血行がよくなると、筋肉の緊張状態はほぐれ、その結果、こりの症状はたしかに緩和されます。

ただし、その効果は継続しないのです。

首こりは自分でしか治せない

首や肩のこりを感じると、マッサージに行く。マッサージで、こりや痛みがなくなった気がする。そしてまた首に悪い生活を重ね、首こりが重症化し、マッサージをしても治らなくなってしまう……。

そのようなプロセスを経て、当院に駆け込んでくる患者様はたくさんいます。

では、なぜマッサージだけでは首はよくならないのでしょうか。

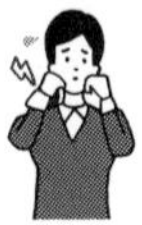

首こりを「完治」させる方法とは？

マッサージは「他動的」、つまり外部からの働きかけです。マッサージの刺激がある間は血行がよくなり、こりはほぐれますが、自分の身体が根本的に変わった状態とは言えません。

多くの患者様に「マッサージのお店を出るときはあれほど気持ちよかったのに、なぜ家に着くころには、またこっているんですか？」とよく聞かれます。それは、**他人の力を借りて、局所的に血流がよくなったにすぎない**からです。極端に言えば、自分自身は何も変わっていないのです。

一方、体幹を鍛える、体軸を整えるといった運動は、「自動的」なものですから、続ければ1～2週間で差が出てくるものなのです。

そして、ご自身で「あ、以前と違うな」と実感できたら、回数や頻度を自発的に増やしていくようになります。短い時間でもいいのです。「自分で意識して、自分で努力して、自分で効果を出す」ことが大事なのです。

首のこりから解放されるには、「自動的」であることが大切なのです。

つまり、「首まわりの筋肉にできるだけ緊張状態を与えない」生活環境を自分で整えながら、自分自身の身体を内側から変えていかなければならないのです。

そこで大切になってくるのが、「首の姿勢を意識すること」、つまり意識を変えるというわけなのです。

こうやって意識的に身体で覚えたことだけが、永続的にあなたを首こりから解放してくれるのです。

本当は恐い！ 朝一番のラジオ体操

首が疲れたとき、痛いときにいちばん怖いのは、「急に動かす」ということです。

よくラジオ体操などで「ラジオ体操第一、首を回して～」とやりますよね。朝、起きたばかりの身体や首が疲労した状態でやった途端に、グキッとなることが多いのです。

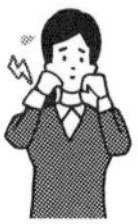

首こりを
「完治」させる方法とは？

いわゆる、**「ぎっくり首」**というものです。

もしも、首の疲労時に軽いストレッチとして首を動かすなら、胸の部分に親指と中指をあて、胸の皮膚を下に降ろすようにして押さえます。

そうすると、皮膚が支えになって、首がぐらぐらしなくなります。

指を離すと、頭がぐらっと揺れます。

頭は約4～6kgもある、本当に重たい部位なので、いきなり動かすと振り子運動のようになり、首に大きな負担がかかってしまうのです。

首まわりの筋肉が盛り上がっている砲丸投げの選手などは、その筋肉の支えがあるので、首を徐々に動かすことができます。でも、筋肉がない人は、ガクッとなる。

その首には、たくさんの重要な神経が詰まっている。だから、怖いのです。

特に、悪い首姿勢で骨のとげができているような人は、首がガクッとなる瞬間に、骨のとげが神経にあたる危険性があります。

もしやる場合は、とにかくゆっくりのスピードでやること。

そして、どこまで動かせるか少しずつやって「痛くないから大丈夫」と確認しながら、少しずつ動かす範囲を広げていくこと。

余談ですが、ラジオ体操は、整形外科医の観点から見ると「かなりハード」な動きの連続です。

睡眠中は首をあまり動かさなかったので、朝起きたばかりの首は硬い状態です。そんな状態で、首をぐるんぐるんと大きく回したら……と思うと、首に症状を持っている人にはおすすめできません。高齢者の方にも危険なのです。

「寝だめ」をしても疲れはとれない

「朝起きても疲れがとれない」

これは、人によって異なりますが、一般的に考えれば、「疲労感がある＝心身の回復が行われていない」と考えられます。

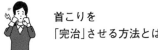

身体は本来、寝ることで安静にし、身体の消費エネルギーを最低限にしています。

そして傷んでいる部分の修復をして、翌日元気になります。

けれども、その修復がうまく行われなければ、だるさが残り、前日の痛みや疲れがとれなかったりします。

ちなみに、寝返りはじっと寝ているのに比べて、よりアクティブに血液循環を促している行為です（寝返りの効果については「PART5」でさらに詳しく解説します）。

自由に寝返りが打てる正しい睡眠ができれば、血液やリンパ液の循環を促して、体内のいろいろな組織が疲労をとることができ、翌日元通りに使える身体に戻っていきます。

疲れしらずの身体は「体軸」がつくる

首を健康に保つため、もっとも大切なことは「首姿勢をよくする」ことです。

首の骨は「背骨＝体軸」の一部であり、体軸の中でもっとも不安定なところですから、首姿勢を整えるということは、「体軸」を整えることになるのです。

「体軸」を整える――。

これは誰でも簡単にできるエクササイズです。

エクササイズと聞くと「大変そう」と思う人もいるかもしれませんが、日常のほんのちょっとした意識づけなのです。

立っているとき、座っているとき、そして寝ているときも、体軸が整っていれば、首や肩への負担は減るのです。そして、首や肩への負担が少ないということは、身体のさまざまな不調が劇的に改善される可能性があります。

ちょっとした意識づけだけで、長年の不調が改善するかもしれないとしたら……。試してみる価値があるのではないでしょうか？

次章では、「体軸」を整えて、健康的に生活するための４つのポイントについてお話しします。

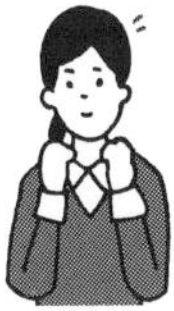

PART 3

疲れしらずの身体になれる首の習慣、4つのポイント

意識するだけで正しい「体軸」に！

私の病院では、さまざまな患者様に、各自に合わせた筋力強化を指導しています。

ただ、筋力強化は症状の重さなども関係してくるので、効果が出るまでにかなり時間がかかることもよくあります。

ところが、「『体軸』を整える」指導をすると、**ほとんどの人が一瞬でできて、しかも劇的な効果が出やすい**のです。

これには私も驚きました。

診察時に、その場でやってもらうのです。

背中の曲がった女性に、「ここを意識して、ここを押して……」とやってもらうだけ。

そうやって、自分の身体に1本軸が通った感覚を味わってもらうと「気持ちいい」とおっしゃいます。

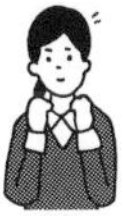

疲れしらずの身体になれる
首の習慣、4つのポイント

それから、

「1カ月間、朝昼晩の3回、体軸エクササイズをやってもらえますか？」

とお伝えしたところ、しっかりやってくれました。

そして1カ月後、びっくりするくらい身体が変わっているのです。

まず、あんなに背中が曲がり、うつむいていた女性が、しっかりと前を向いています。

姿勢が変わったことで、女性の表情に笑顔が戻っていました。

「丸かった自分の背中がしっかりと伸びた、若返った気がした」と実感したのでしょう。周りの人も「若返ったんじゃない？」と言ってくださる。

実際、当院のスタッフもみな、1カ月前よりも10歳も20歳も若返った印象を受けました。

毎日の生活の中で「体軸」を整えることの重要さをあらためて感じています。

そして、この体軸のいちばん不安定な部分である首こそ、最もケアしなければならないのです。

美しい首姿勢になる生活習慣❶「体軸に無理をさせない」

りんごを頭に乗せる

では、体軸を意識する方法をお教えします。

その前に、ちょっとスケールの大きな話をしましょう。

人間は地球の真ん中に向かって立っています。足裏から地球の真ん中に向かって働いている力が重力です。

ということは、重力で引っ張られる方向に、いちばんバランスのよい重心のとり方をしているときが、いちばん楽に立てる姿勢なんです。

頭の上にりんごを乗せてみます。

りんごが落ちるのは、重力に対してバランスよく立っていない証拠です。あごを引いて、頭を起こして、胸を開いて、お尻を出して、お腹を引っ込める。ストーンと1本の体軸が通った姿勢になれば、りんごは落ちないのです。

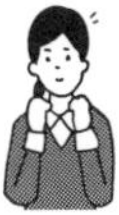

疲れしらずの身体になれる
首の習慣、4つのポイント

美しい首姿勢は
りんごを頭に乗せる意識

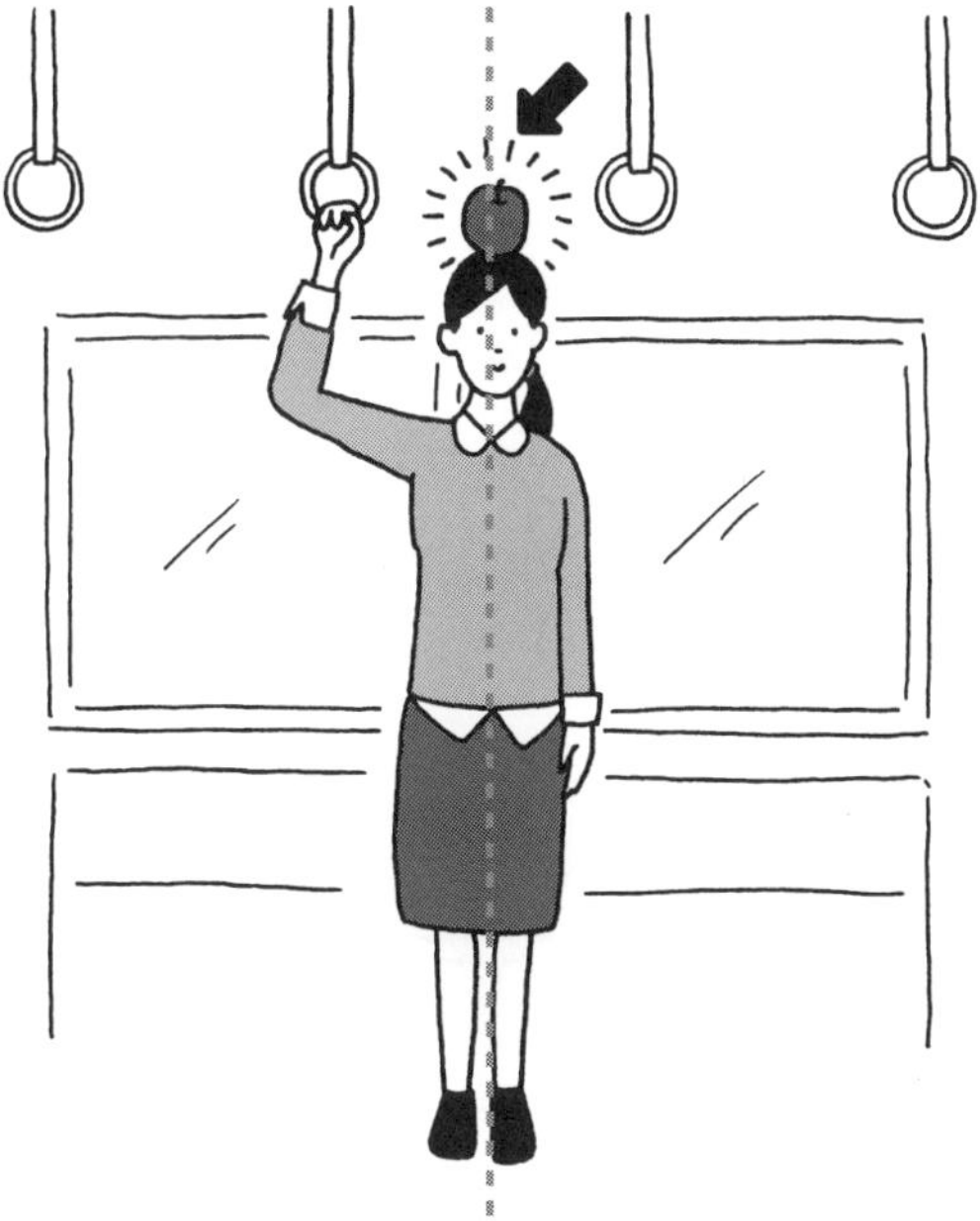

あごを引いて、頭を起こして、胸を開いて、お尻を出して、お腹を引っ込める。
りんごが落ちないようなイメージでストーンと1本の体軸が通った姿勢が、身体のあらゆる部分がリラックスしている姿勢です。身体に負担がなく、美しく、若々しい立ち姿です。

いちばん楽に立てるということは、身体のあらゆる部分がリラックスしているわけですから、当然身体に負担がない。そして美しく、若々しい立ち姿でもあるわけです。

座っているときも、立っているときと同じ。

座禅のイメージで、頭のりんごが落ちない姿勢がいい姿勢です。まず、よい姿勢の感覚をつかんでください。

ほんのひと工夫！ 体軸を整える習慣

体軸に無理をさせない姿勢は、生活のあらゆる場面で意識していきましょう。

たとえば、通勤時や買い物時。重い荷物を片方の手で持っている状態は、正面から見れば体軸が「く」の字になっています。

体軸に無理をさせないためには、まず**「常に同じ側の手で荷物を持たない」**ように注意することです。右手で持ってしばらくしたら、左手に持ち替える。これは、ショ

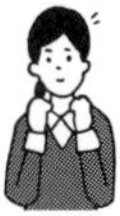

疲れしらずの身体になれる
首の習慣、4つのポイント

ルダータイプのバッグでも同様です。

できるなら「荷物をなるべく2つに分けて、両手で持つ」といいでしょう。重い荷物はキャスター付きバッグがおすすめです。電車通勤で網棚があるなら、網棚に荷物を置き、重いものを持たない工夫もしましょう。

これだけでも、首や肩への負担はかなり違います。

テレビを観るのも、実は体軸にかなり負荷をかけている時間です。

ソファに寝そべってひじ枕で観たり、仰向けになってクッションを枕に首を無理に起こして観たり……。一見、リラックスした姿勢のように見えますが、体軸はぐにゃぐにゃ。

とくに首の部分に大きな負荷がかかっているのがわかりますよね？

「背もたれのあるイスに深く腰掛けて、骨盤を立てた姿勢で観る」のが、身体全体にとってよい姿勢なのです。

掃除のときも気を抜かない

通勤・買い物やテレビの他にも「ちょっといいか」「まあいいか」の意識で、ずるずると体軸に悪い姿勢のまま生活を続けていることがあります。

典型が、掃除機での掃除です。

ノズルの長さを調整せず、短いまま、腰をかがめてフローリングを掃除したり……、腰を折った無理な姿勢でテーブルやイスの下を掃除したり……。

顔を近づけてガシガシ、ゴシゴシやると、部屋がキレイになりそうな感じがするので、その気持ちはわかります。

けれども、「体軸」の目線で見たら、とても不健康な状態。

そうではなく、顔を起こし、胸を起こし、片手でノズルを持って掃除機をかけるのが「正解」です。

ちょっとの工夫で掃除で
姿勢が美しくなる

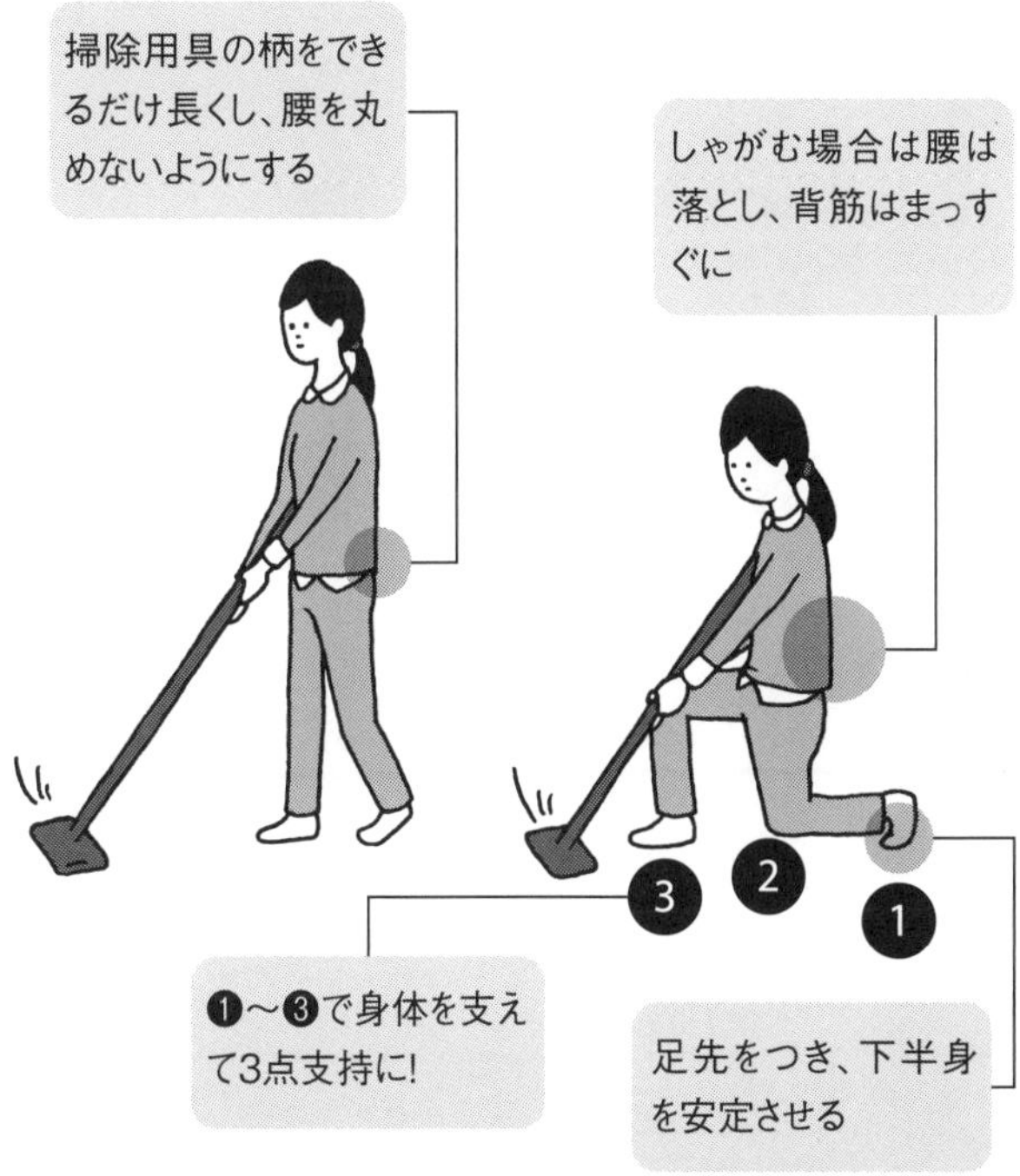
掃除用具の柄をできるだけ長くし、腰を丸めないようにする
しゃがむ場合は腰は落とし、背筋はまっすぐに
3
2
1
❶～❸で身体を支えて3点支持に!
足先をつき、下半身を安定させる

あなたの体軸をノズルの長さに合わせるのではなく、ノズルを調整して、あなたの体軸に合わせるのです。

ひと手間でノズルの長さを調整できるのならば、「直立できるようにノズルの長さをいっぱいまで伸ばす」ようにしましょう。

そして、テーブルの下やイスの下は「ひざ立ちになるなどして腰に無理な負荷をかけない」ようにすることが大切です。

雑巾などで高いところをく場合も、たとえば「作業台を用意してその上に乗り、できるだけ楽な姿勢で拭く」など、体軸に優しい姿勢を心がけましょう。

効果てきめん！ 姿勢美人の「意識づけ」

「体軸に無理をさせない」意識は24時間、つまり、立つ、座る、寝るのあらゆる場面で持つようにしましょう。

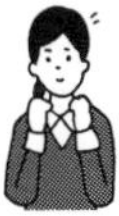

「りんごを頭に乗せて、落ちない姿勢」を念頭におきながら、できるだけ楽できる環境づくりをするのです。

そのために大事なのは、**「仕組み」をつくる**ことです。

モノの収納場所について再考してみるのもいいかもしれません。頻繁に使うのに、床に近くて取り出しにくい引き出しに入れてあるモノがあれば、取り出しやすい高さの棚に移しましょう。

そういったものをピックアップして見直すだけで、体軸に優しい生活環境が整っていきます。

美しい首姿勢になる生活習慣❷「重力から解放する」

医師が温泉をすすめる本当の理由

特に一人暮らしの女性の場合、「湯船にはつかりません。シャワーで済ませてます」

という人はとても多いと思います。冬はつかるけれど、夏場はシャワーだけという人も含めると、かなりの数にのぼるのではないでしょうか。

髪を乾かすのが大変だったり、ユニットバスで洗い場がなかったり……と理由はさまざまなようです。

私は患者様に「ぜひ湯船につかってくださいね」と指導をしています。

けれども、その理由は「血行がよくなるから」だけではありません。シャワーでも熱いお湯を身体に浴びせれば、血行はよくなるんです。

湯船のお湯と、シャワーのお湯の決定的で最大の違い。

それは、**「浮力があるか、ないか」**ということです。

湯船にためたお湯に入るということは、身体が浮くということなのです。答えを聞けば、なるほどと思いますよね。

重力に対して、浮力が釣り合ったとき、ものは浮かびます。つまり、どんな重量のものでも必然的に、バランスのとれた最適な姿勢になれるのです。

私の父も整形外科医でしたが、その父は患者様にことあるごとに「温泉の効果ってなんだかわかる？」と聞いていました。

患者様たちは当然「リウマチに効くとか、美肌に効くとか……効能があるからですか？」と答えます。

すると父は、

「どんな泉質であろうが、どんな効能であろうが、極論すれば、どれもそう変わらないんだよ。温泉の最大の効果はね、『家の風呂より大きい』ってことなんだよ」

と答えます。

患者様はみなさんそこで「？」となります。

そのあとで「というのは……」と説明が始まるわけです。

「どんな泉質であろうがそう変わらない」というのは、父の極論で、実際はそんなことはないと思います。ただ、そんなふうに大げさに話しながらも父がもっとも伝えたかったのは、「浮力の効果」なのです。

大きな湯船につかります。首まで沈め、思い切り身体を伸ばして浮かぶ。

そこで浮力の恩恵をたっぷり受けて、ゆったりとリラックス。そうするとつかっている間、身体は最適な姿勢に自然とリセット・維持されるわけです。

そして、最適な姿勢になるほど、全身の血行はよくなるのです。

この説明を聞くと、患者様はみなさん「温泉の効果」について深く納得し、「だから温泉は気持ちいいんだね」と実感してくれました。私も今ではこの話を父から引き継ぎ、患者様にことあるごとにしています。

遠くの温泉に行かなくても、近くの銭湯でもいいのです。たまには大きな湯船につかることをおすすめします。

疲れをとるなら半身浴よりも全身浴

温泉の効果からもおわかりのように、入浴時は「湯船に全身を浮かべる」というこ

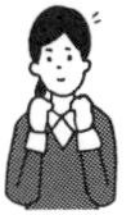

首を癒す正しい入浴のしかた

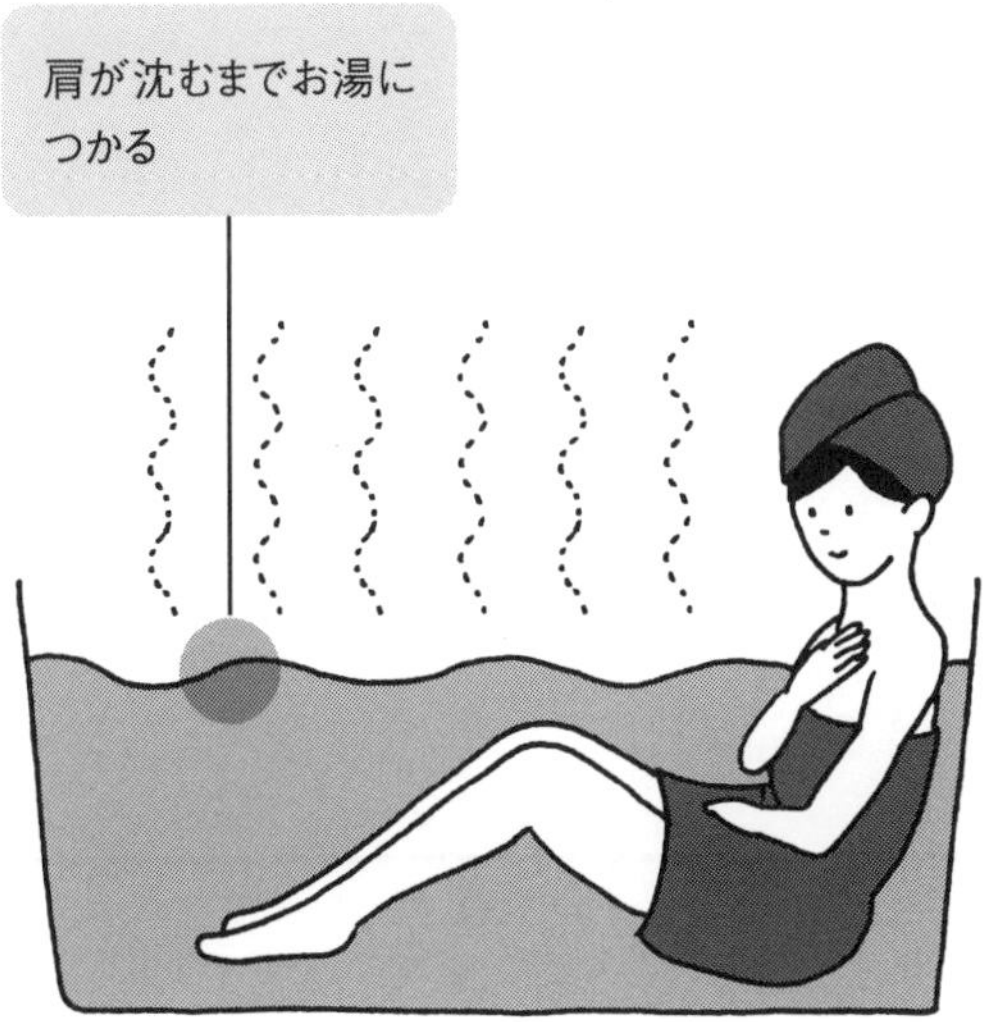

とが大切です。首治療の専門家から見れば、首までつかり、首をリラックスさせる入浴習慣はぜひとも大事にしてもらいたいのです。

そういう意味で、今話題の半身浴は、残念ながらおすすめできるものではありません。

私がよく患者様に言うのは

「腰の悪い人が半身浴をするのはいいですよ。でも、**肩こりのひどい人が半身浴をしても意味がありません。**首こりのひどい人が腰だけつかっても意味がありませんよ」

ということです。

「なるべく湯船いっぱいまでお湯を張って、首・肩まで十分つかってくださいね」

と指導しているんです。

美しい首姿勢になる生活習慣❸「冷やさない」

首美人のあの人が絶対にやらないこと

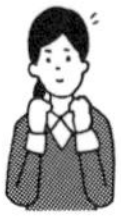

疲れしらずの身体になれる
首の習慣、4つのポイント

慢性の首や肩の症状があるときは、**冷やさない。**

これは、鉄則です。冷やすと、血流が悪くなります。

慢性症状に冷やすメリットは、基本的にはないと思ってください。よく「アイシング」などと言いますが、あれは運動でケガして腫《は》れた、熱を持った急性の炎症の場合にのみ有効な対処法です。ちなみに、湿布は貼ったときはひんやりしますが、冷却効果はありません。数分もすれば温かくなります。湿布は患部を冷やすためではなく、薬効を期待して貼るものなのです。

夏になると、クーラーのきいた部屋で一日中過ごして、首や肩が張ってしまうという声をよく聞きます。なかには「左の肩だけ妙に重くて……」などと言う人もいますが、クーラーの冷風が左から吹いてきて、左肩を冷やしていることがあります。クーラーの風が直接当たらないよう、風向きを変えるだけでもだいぶ違います。

また、氷枕は、あくまでも頭を冷やすために使うもの。首を冷やさないように注意してください。

寝相が悪くて、氷枕がズレて、一晩中首を冷やしてしまった……なんてことになったら大変です。首は翌朝ガチガチになり、まったく動かない状態になっています。そんな状態で起き上がろうとしたら、途端に首を痛めかねません。

逆に、簡単にできる首への健康法といえば、首を温めること。

タオルを水に濡らし、しっかりしぼってラップなどでくるみ、電子レンジで温めて、5分ほど首にあてる。これは誰にもできる健康法です。

1枚だけできちんとサポート！

冷やさないということで言えば、**「常に首に何かを巻いておく」**というのもおすすめです。冬場であればマフラー、夏場であればスカーフなどを巻く習慣をつければ、温め効果はもちろん、大事な首へのケア意識も高まりますよね。

また、何かを巻くことで、首をサポートするということもできます。

首は他の部位に比べて、とても不安定。支えられるものなら、少しでも支えてあげたいのです。

首枕のようなアイテムを使って支えることも、私はおすすめしています。

デスクワークの時間、家事の時間はもちろん、読書や映画鑑賞など趣味の時間や、電車や飛行機などで長時間移動するときも、首姿勢を良好に保つ手助けをしてくれるからです。

美しい首姿勢になる生活習慣❹「ちょこちょこ動かす」

デスクワークで心がけるたった一つのこと

首姿勢への意識の中で、「座り方」は大事にしたい習慣の一つです。

相当な猫背になってパソコンに向かっているのを多く見かけます。それが一日中続くとなれば、首姿勢を悪くするためにやっているようなものです。

まずは、座り方チェック。

イスに座って、頭がリラックスできるポジションはどこなのか、それを見つけることからまずは始めてみましょう。そのうえで、実際にあなたがパソコンを打っている姿勢と比べてみましょう。どのくらい、頭が前に出ていますか？


また、「動物」と書くだけあって、人間は「動かない」ことが大の苦手なんです。

座りっぱなしなどの「同じ姿勢でいること」は大敵です。たとえ、「デスクワークで机から離れることがないんです」という人でも、コピーをとりに行く、トイレに行くなど何かしら立ち上がって身体を動かす〝予定〟をつくりたいですね。

そういう意味でいちばんきついのは、電話オペレーターの方かもしれません。3時間、4時間、インカムをつけながら同じ姿勢でしゃべり続けるのは、とても大変な作業です。

それから、レジ打ちの作業。最近は、ＰＯＳシステムが高度化したためか、足の位

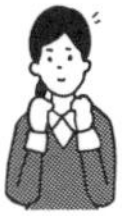

デスクワークでやってほしいのは
ちょこちょこ動く

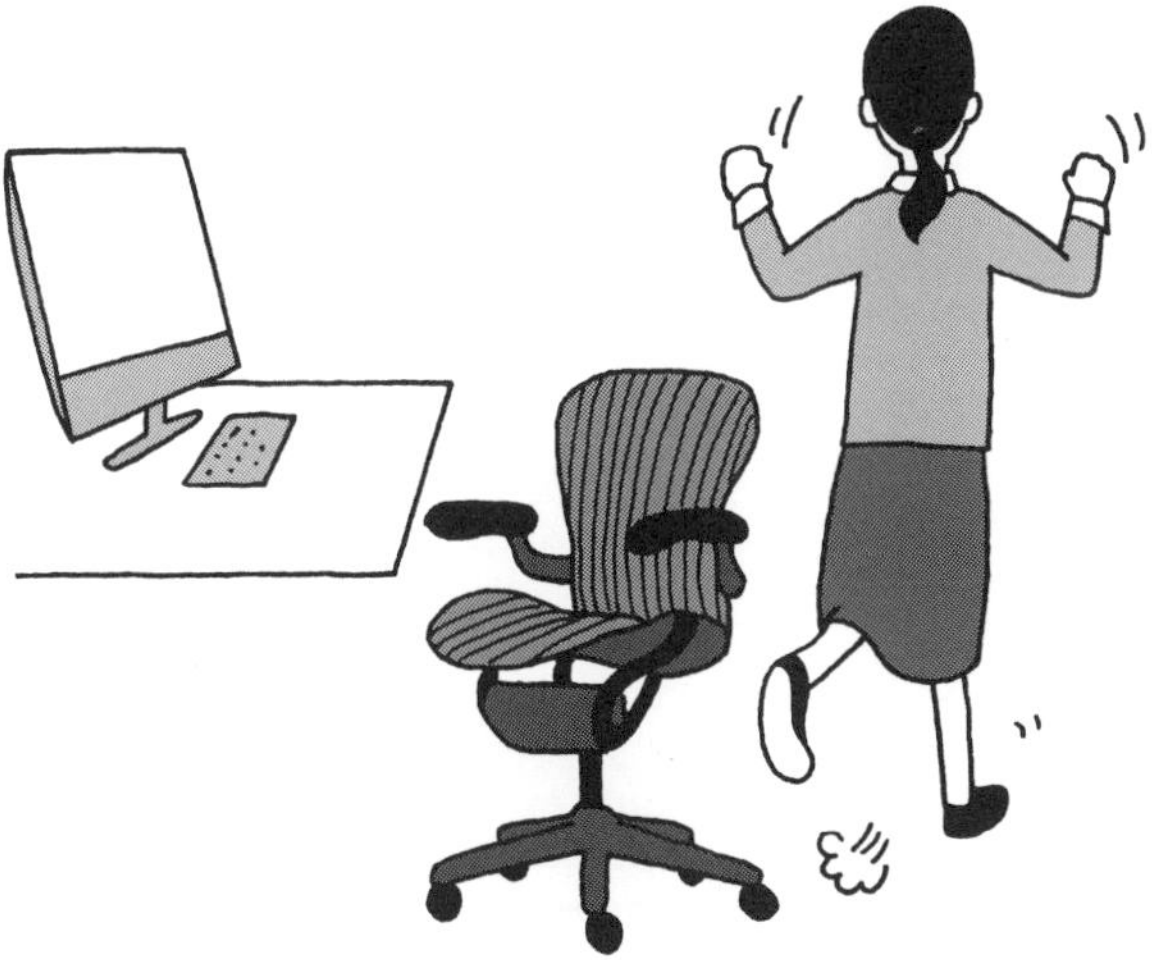

›››POINT

デスクワークで机から離れることがない人も、コピーをとりに行く、トイレに行くなど立ち上がって身体を動かす「予定」をつくりたい。

置も首の位置もほとんど動かすことがなく作業ができてしまうことも多いようです。

ところが、じっとしている状態は、健康に何のメリットもありません。

生活の中で「何時間もじっとしている時間があるなあ」と感じたら、足踏みをしたり、腕や腰を回したり、定期的に体軸を動かす習慣をつけましょう。

基本は30分やって10秒休む

私がよく患者様にお伝えしていることがあります。それは、

「3時間デスクワークをして1時間休むよりも、30分やって10秒休んだほうが効果的なんですよ」

ということです。

パソコンに向かって作業している人ほど、何時間も同じ座り姿勢で作業をしてしまいがちです。そして、リラックスしようとしてわりと長めの休憩時間をつくったりし

ています。

けれども、これは間違いです。

3時間やって、1時間休み

仕事時間を1日8時間だと仮定して、これを2セット行ったとします。8時間のうち、2時間が休憩時間です。

これに対して、

30分作業して、わずか10秒休み

を入れたとします。1時間で20秒の休みがあればいいわけですから、8時間のうち4分だけ休憩すればいいのです。

10秒で、立ち上がって腰を回したり、首を回したりします。立ち上がるのが無理なら、座ったままでできる簡単なエクササイズでも大丈夫です。顔と胸を上げて、頭をリラックスポジションに戻す――そんな1秒エクササイズだけでも十分。そのほうが、3時間やって1時間休むよりも健康にいいのです。

要は、休憩の長さではなく、休憩のタイミングなのです。「ちょこちょこ休憩」が、効率的かつ効果的なんです。

ある患者様の工夫を紹介しましょう。

「集中してしまうと時間の経つのも忘れがち」という患者様は、こまめに休憩をとる習慣を身につけるために、30分おきに携帯のアラームをかけて、アラームが鳴るたびに10秒の休憩をとるようにしていたそうです。数日も経つと身体がタイミングを覚えて、無意識のうちに30分経つと休憩を入れられるようになったそうです。これも習慣化の一つの方法ですよね。

ちなみに、「天井の電球を取り換える」作業がありますよね。

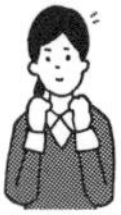

この場合については、「ちょこちょこ休憩、体軸ちょこちょこ動かし」をとるタイミングを、もっと短くすべきです。

普段は見上げないような角度で天井に顔を向けて作業しているので、3分、5分と同じ姿勢でやり続けると首を痛めることになってしまいます。

電球がソケットにうまく入らなかったりした場合も「無理をせずにいちど腕を降ろし、首も下を向く」ようにします。

首を回すなどして数秒ほど小休止すれば、血液循環がよくなり、末梢神経まで血液が行き渡ります。

不良姿勢はなるべく取り続けず、小刻みにすることがとても大事なのです。

疲れがとれる正しい「うたた寝」

「休む」ということについて、少しお話を広げます。

休憩を活用して、効果的にアイデアを出す方法です。

アイデアが煮詰まったときは、交感神経が優位な状態。身体が硬直し、血流が悪く、体軸にとって不健康な状態です。

そんなときは、トイレに行くなど環境を変えたりするのがいい方法です。

医学的には、リラックスして副交感神経が優位になると、左脳を使った理詰めの思考から、右脳を使った感性的な思考に切り替わり、アイデアが浮かびやすくなります。

寝るというのも、アイデアを浮かびやすくするコツのようです。

有名なのは、映画監督の宮崎駿さんの話。宮崎監督は、アイデアに煮詰まると、仮眠をするそうです。そして、仮眠後はアイデアにあふれた状態になるのだとか。

寝なくても、横たわるだけでもいいようです。

整形外科医の私の父もよく「昼に15分でも20分でもいい、横になりなさい。それが、脳を休める方法だ」と言っていました。

重力に逆らって立っている状態から、体軸を休められる姿勢に変えたほうがよいの

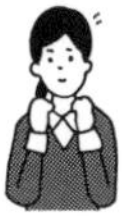

です。実際、父は、昼休みにリフレッシュするときは決まって、休憩室で一人になって、横たわって休んでいました。

脳科学者の茂木健一郎さんも言っていますが、「横になる直前までは徹底的にそのことばかり考える」のがポイントです。そして、横たわって、身体を、脳をひと休みさせる。そうすると、横たわっている間に、脳の中で情報が整理されて、結論が順序よく出てくるようです。

「イヤなことがあったら寝たほうがいい」とか「前の晩に思い切り情報を詰め込んで寝たほうが、徹夜で勉強するよりもいい」なんて言いますよね。

科学的にも根拠のあることだったのですね。

そこで、私は**「15分のうたた寝」**をおすすめしています。

ただし条件は、午後2時くらいまでに行うことと、15分よりも長く寝ないこと。なぜなら、それ以上になると、さらに眠くなったり夜寝られなくなったりしてしまうからです。

最適なのは横になって寝ることですが、会社員の人はさすがに難しいかもしれません。

机でうたた寝するときの姿勢ですが、イスに腰かけ、デスクに両腕を置き、腕枕に顔を乗せて寝るのは、首姿勢にはよくありません。背もたれが高く、首がもたれられるイスを使っているなら、背もたれに身をゆだねて寝るほうがいいでしょう。

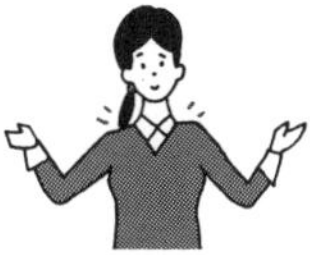

PART 4

1日3秒で美しい首姿勢になれる！「おへその上エクササイズ」

正しい「姿勢戦略」で血流をよくする

人間には「エネルギーをなるべく温存し、安定的に立とう、座ろう、寝よう」という、生命体としての戦略があります。

これを**「姿勢戦略」**と呼びます。

電車の中では、必ず両足を開き、揺れに合わせてバランスをとりながら立っていますよね。あれは、重力に対し、最適重心を見つけて、安定した姿勢をとろうとする「姿勢戦略」の一つです。

今、女性によく見られるのは「あごが出る」「背中が丸い」「お腹が前に出る」の3大特徴をあわせ持った悪い立ち姿勢です。そんな姿勢でも立つ必要がありますから、彼女たちは、骨盤を丸め、ひざを曲げることでバランスをとっています。

けれども、痛みやしびれが出たり、関節に負担をかけたり、悪い姿勢が次の症状を

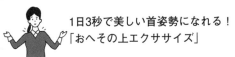

1日3秒で美しい首姿勢になれる！「おへその上エクササイズ」

呼び込む〝負の姿勢戦略〟が行われてしまっています。

座っているときに見られるのは、骨盤が前に滑り出して、背中が丸くなり、その分あごが前に出ている姿勢です。

座っているというのは、同じ姿勢で固まっているということ。この状態で1日に何時間も過ごせば、肩こり、首こり、むくみなど、さまざまな症状に悩まされるのも当然です。少しでも筋肉を動かして、血流をよくすることに、エクササイズの大きな意味があります。

特に注意すべきは、座り姿勢です。

歩いているときは重心を無意識に計算しています。重心線から外れると転ぶからです。けれども、座っているときはイスに身体を預けているので、崩れた姿勢になりやすいのです。

正しい姿勢戦略のためにも27ページで解説した3秒の意識が必要になってきます。

身体に「楽だ！」と覚えさせる

私は、猫背や首こり・肩こりで悩んできた患者様に、体軸を整えるエクササイズを指導しています。

診察の途中で立ち上がってもらい、「ここを意識して、ここを押して……」とその場で指導して、自分の身体に1本軸が通った感覚を味わってもらいます。

すると、その患者様たちは「あ、この感覚気持ちいい、とっても楽です」と、身体でその心地よさを感じてくれます。

この心地よさを一度でも味わうと、その姿勢を誰でも簡単に再現できるのです。

そして、2カ月後。びっくりするくらい姿勢が変わっているんです。

ただ、これだけ手軽で続けやすいエクササイズでも、のど元過ぎれば忘れるものです。習慣化させるには、まず**「1日のうちのいつやるか」を決めてしまう**こと。

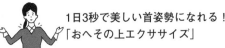

たとえば、「朝起きて顔を洗ったらやる」「机に座って1時間経ったらやる」といった具合です。「ここでやる」というタイミングをいくつか決めて、それを何日か続けていると、エクササイズが自然と習慣化されます。

はじめのうちは、続けられる環境や、続けたくなる仕組みを整えることも大切。時間が来たら携帯のアラームを鳴らしたり、エクササイズを実行した日はカレンダーにシールを貼ったり、エクササイズを実行した直後に鏡で姿勢をチェックするようにしたり……楽しく続けると、それだけ効果も出やすくなります。

大切な「呼吸」の効果

「首が張っているなあ、ちょっと痛いなあ」

そう感じるときには、すでに首まわりに炎症が起こっています。炎症の出た、痛めた状態で思い切り動かすのは危険です。首はとにかくゆっくり動かすようにしましょう。

何度も述べてきましたが、首は体軸の中でも特に不安定で弱い部分です。首を上に向ける動きをするときは、胸の皮膚を下に降ろす感じで指をあてるなど、支えながら動かしましょう。

また、**大切なのは息をしながら動かすこと。**エクササイズをしようとすると、息を止めてしまう人が意外と多いようです。息を止めてしまうと身体の筋肉が硬直して、首を痛めやすくなってしまいます。

ポイントはおへその上をクッと引っ込ませる

そのときの最大のポイントは**「おへその上をクッと引っ込ませる」**です。

あなたも「姿勢をよくするためにはあごを引くといいですよ」などとよく耳にするかもしれません。しかし、それがどんな状態なのか感覚的にわかりやすいかと問われ

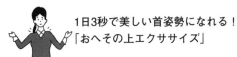

1日3秒で美しい首姿勢になれる！「おへその上エクササイズ」

エクササイズのポイントは
おへその上をクッと引っ込ませる

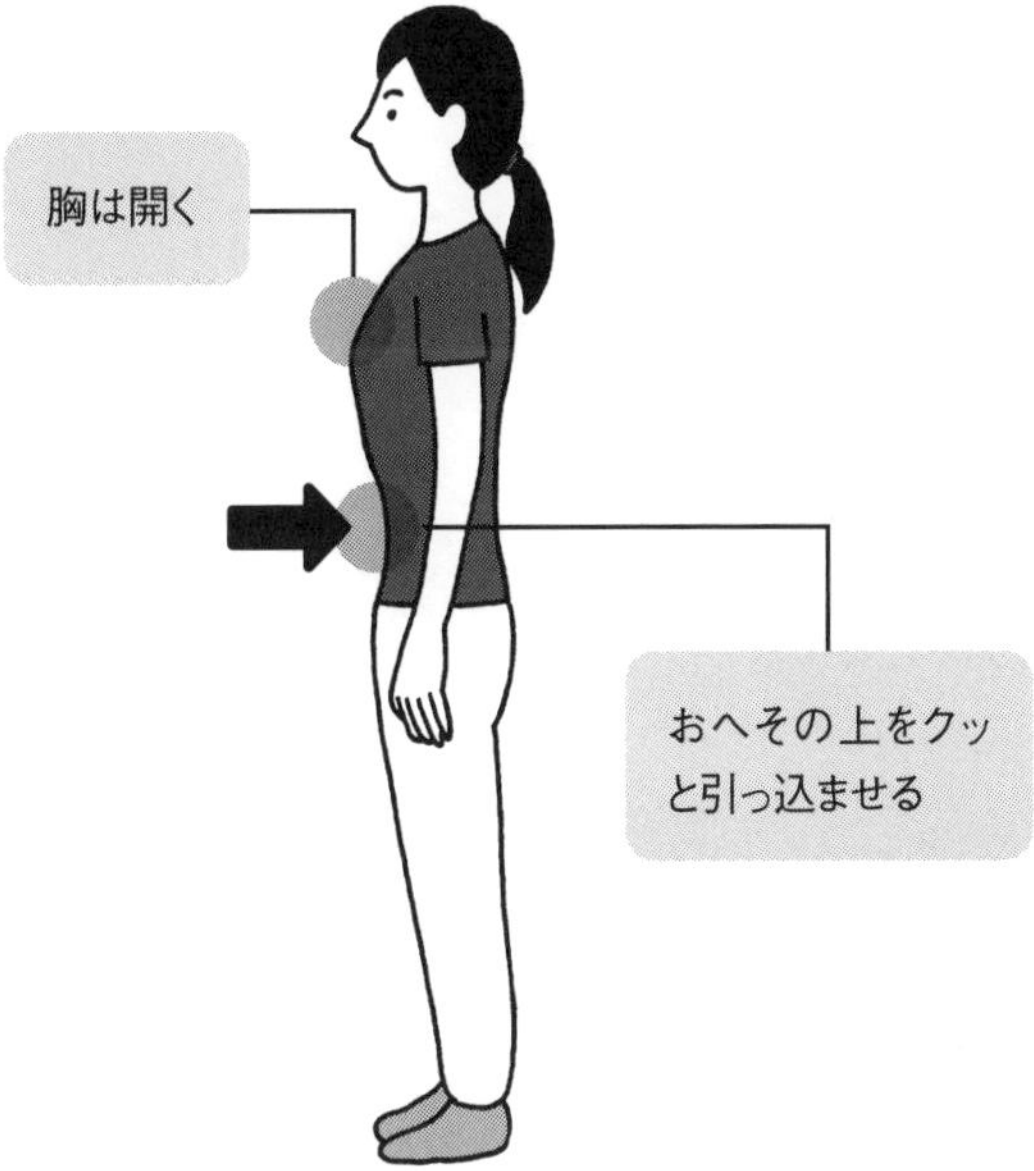

>>> POINT

この体軸を整えるエクササイズは、ニュートラルポジションに戻すイメージで。

ると、疑問に思ってしまうのではないでしょうか。

私も「あごを引いて」と指導を行ってきました。

そんなあるとき、診察室のイスに座っている患者様に「胸を開いて、おへその上をクッと引っ込ませてみてください」と試しに伝えたところ、一瞬にして患者様の顔は起き、胸は開き……、私が患者様にとってもらいたいと思っていた、理想的な姿勢になったんです。

「これだ！」と思いました。

おへその上が引っ込めば、他の部位もすべて理想的なポジションに収まるのです。

以来、私は立ち姿勢に関しても、座り姿勢に関しても、「胸を開いて、おへその上をクッと引っ込ませる」ということをポイントに姿勢指導をしています。「電車に乗っていても、テレビを観ていても、それだけ意識してくださいね」と伝えると、患者様はすぐに実践してくれます。そして、その効果を劇的に感じてくれています。

ちなみに、この「おへその上をクッと引っ込ませる」という動きは、最近テレビや

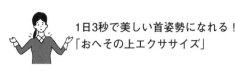

雑誌でも**「ドローイン」**と呼ばれ、話題になっています。

「体軸を整える」は、たった1秒

体軸を整えるエクササイズは、重力に対して安定した位置に体軸を戻すような感覚、つまり、「ニュートラルポジションに戻す」イメージで行います。

はじめのうちは、10秒ほどかけて首、胸、腰などをそれぞれチェックしながら行うのがおすすめですが、慣れてくればたった1秒でできるようになります。

毎日たった1秒。それだけで、これまでと人生が変わるなら、試してみる価値があると思いませんか？

ここからは毎日すごく忙しい中で、本当に手軽にできる、そして続けられるエクササイズを提案していきます。10秒エクササイズ、1秒エクササイズ、そして1分エクササイズの3つです。

首姿勢美人エクササイズ❶

立っているときに

「あごが出る」「背中が丸い」「お腹が前に出る」の悪い立ち姿勢。これを直すためのエクササイズを紹介しましょう。

❖10秒エクササイズ　首をニュートラルポジションに戻す

まず、肩幅ぐらいに足を開いて立ちます。

次に、目の高さと同じ高さのものを見て、顔を正面に向けます。さらに、軽くあごを引きます。5度くらい頭の角度を変え目線は10度くらい落とすイメージです。これで少し首が曲がっている状態になりました。

次が2つのステップです。

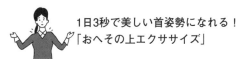

1日3秒で美しい首姿勢になれる！「おへその上エクササイズ」

首をニュートラルポジションに戻す

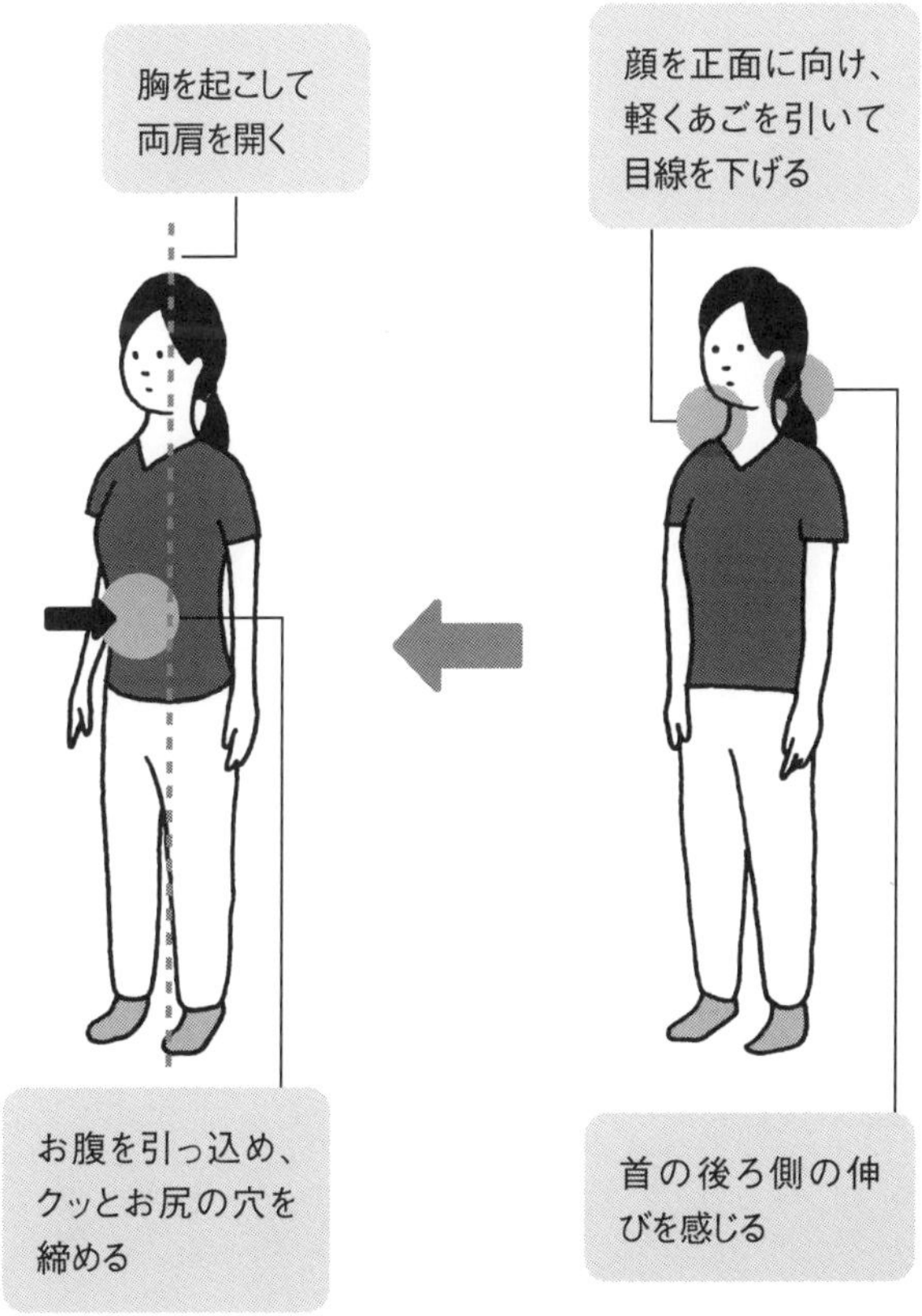

胸を起こして両肩を開く

顔を正面に向け、軽くあごを引いて目線を下げる

お腹を引っ込め、クッとお尻の穴を締める

首の後ろ側の伸びを感じる

ステップ1　胸を起こす

ステップ2　両肩を開く

これで首の位置が決まります。けれども、このままでは、お腹がポコッと前に出ている可能性があります。

次に、おへその上を締めるイメージで、お腹を引っ込めましょう。これで腰の位置が決まります。

最後に、クッとお尻の穴を締めます。これで完成です。

この状態が、首がニュートラルポジションにあり、「体軸」にとっての理想的な状態です。

横から見ても、キレイですよね？　前や後ろ、横から少々の力で押されても、耐えられます。重力に対して、すごく安定した立ち姿勢になっているからです。

まずは、1日に朝昼晩3回やってみましょう。全身鏡を前に行うと、自分の身体の動きが確認できて、より効果が出やすくなります。

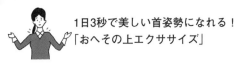

❖ 1秒エクササイズ　おへその上に力を入れる

先の10秒エクササイズができるようになったら、特に意識するのは「おへその上を締める」ドローインです。おへその上に指をあて、ギュッと締めてみましょう。たった1秒間のエクササイズです。

10秒エクササイズで「体軸」にとっての理想的な状態が身についたあなたは、これだけで頭を起こし、胸を張り、腰を伸ばし、お尻を締めることができるようになります。

❖ 1分エクササイズ　首から肩のストレッチ

ステップ1　広背筋《こうはいきん》を伸ばす

両手を組み、背中を丸め、腕を前に伸ばします。

目線は手元に向けます。10秒×2回。

ステップ2　三角筋《さんかくきん》を伸ばす

両腕を後ろに伸ばします。親指が内側に向くようにします。

胸はしっかり張りましょう。10秒×2回。

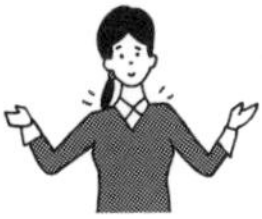

1日3秒で美しい首姿勢になれる！
「おへその上エクササイズ」

首から肩の 1 分エクササイズ

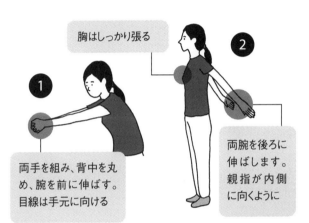

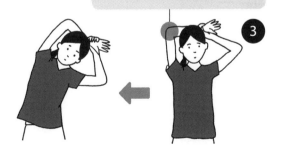

ステップ3　上腕三頭筋《じょうわんさんとうきん》・広背筋を伸ばす

片手を上げ、ひじを曲げ、反対の手で手首を持ち、引っぱります。10秒×2回。

首姿勢美人エクササイズ❷

座っているときに

❖ 10秒エクササイズ　ニュートラルポジション

ステップ1　まず、足裏をピタッとつけるよう、座面の高さを調整します。足が長い人が座面の低いイスに座ると、それだけで骨盤が前に滑り出すのです。座面の高さが調整できるなら、ももの付け根か

座っているときの
ニュートラルポジション

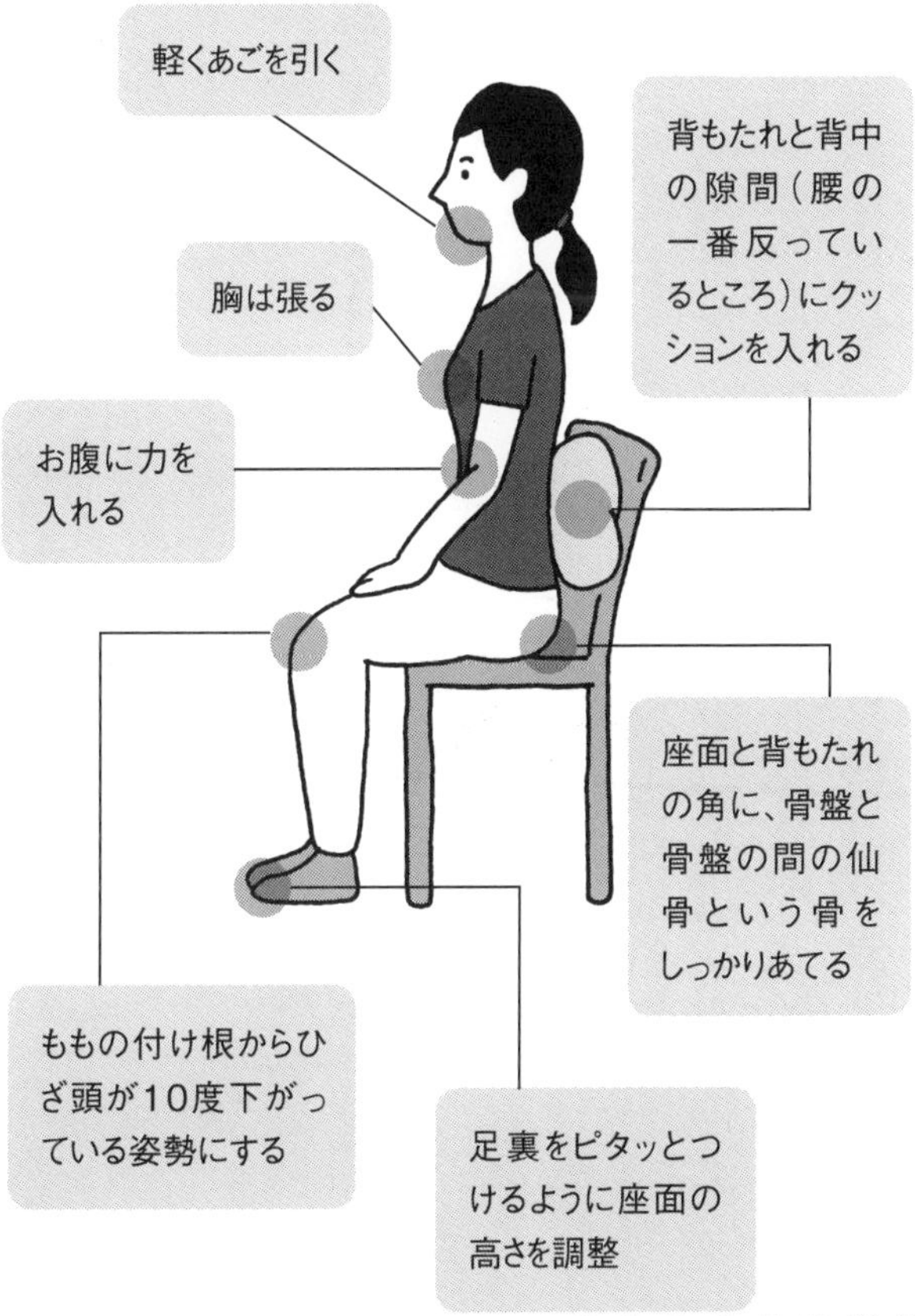
軽くあごを引く
背もたれと背中の隙間（腰の一番反っているところ）にクッションを入れる
胸は張る
お腹に力を入れる
座面と背もたれの角に、骨盤と骨盤の間の仙骨という骨をしっかりあてる
ももの付け根からひざ頭が10度下がっている姿勢にする
足裏をピタッとつけるように座面の高さを調整

らひざ頭が10度下がっている姿勢にしましょう。これで、ひざの高さが決まります。

ステップ2　そこから、骨盤と骨盤の間に仙骨《せんこつ》という骨がありますが、座面と背もたれの角に仙骨をしっかりあてます。

ステップ3　そして、背もたれと背中の隙間（腰のいちばん反っているところ）にクッションを入れます。クッションを置くことが、立っているときとの最大の違いですね。

ステップ4　軽くあごを引いて、胸を張って、お腹に力を入れます。

イスの形はさまざまですが、背もたれがないイスでも、軽くあごを引

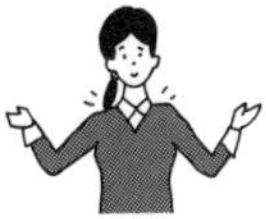

いて、胸を張って、お腹に力を入れるというアクションは同じです。

❖ 1秒エクササイズ　おへその上に力を入れる

10秒エクササイズに慣れてきたら、立ち姿勢と同じく「おへその上を締める」ドローインを行いましょう。おへその上に指をあて、ギュッと締めます。

10秒エクササイズで「体軸」にとっての理想的な状態が身についたあなたは、これだけで頭を起こし、胸を開き、腰を伸ばし、お尻を締めることができるようになります。

❖ 1分エクササイズ　首から肩のストレッチ

ステップ1　頭板状筋《とうばんじょうきん》・頸板状筋《けいばんじょうきん》を伸ばす

後頭部に両手をあて、おへそをのぞき込むように首を倒します。手は頭のやや上側にあてましょう。10秒×2回。

ステップ2　胸鎖《きょうさ》乳突筋《にゅうとつきん》・僧帽筋《そうぼうきん》・肩甲挙筋《けんこうきょきん》・斜角筋《しゃかくきん》群を伸ばす

片手をこめかみにあて首を真横に倒します。正面を向いたまま行いましょう。また、頭だけ倒すのではなく、首を根元から倒します。10秒×2回。

ステップ3　広頸筋《こうけいきん》を伸ばす

胸に両手をあて、のどの皮膚が伸びるように押し下げます。さらに首を少し後ろに倒します。腰を反らさないようにしましょう。10秒×2回。

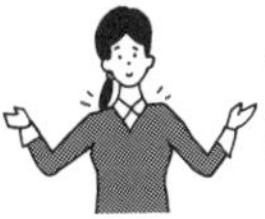

1日3秒で美しい首姿勢になれる！「おへその上エクササイズ」

座っているときの１分エクササイズ

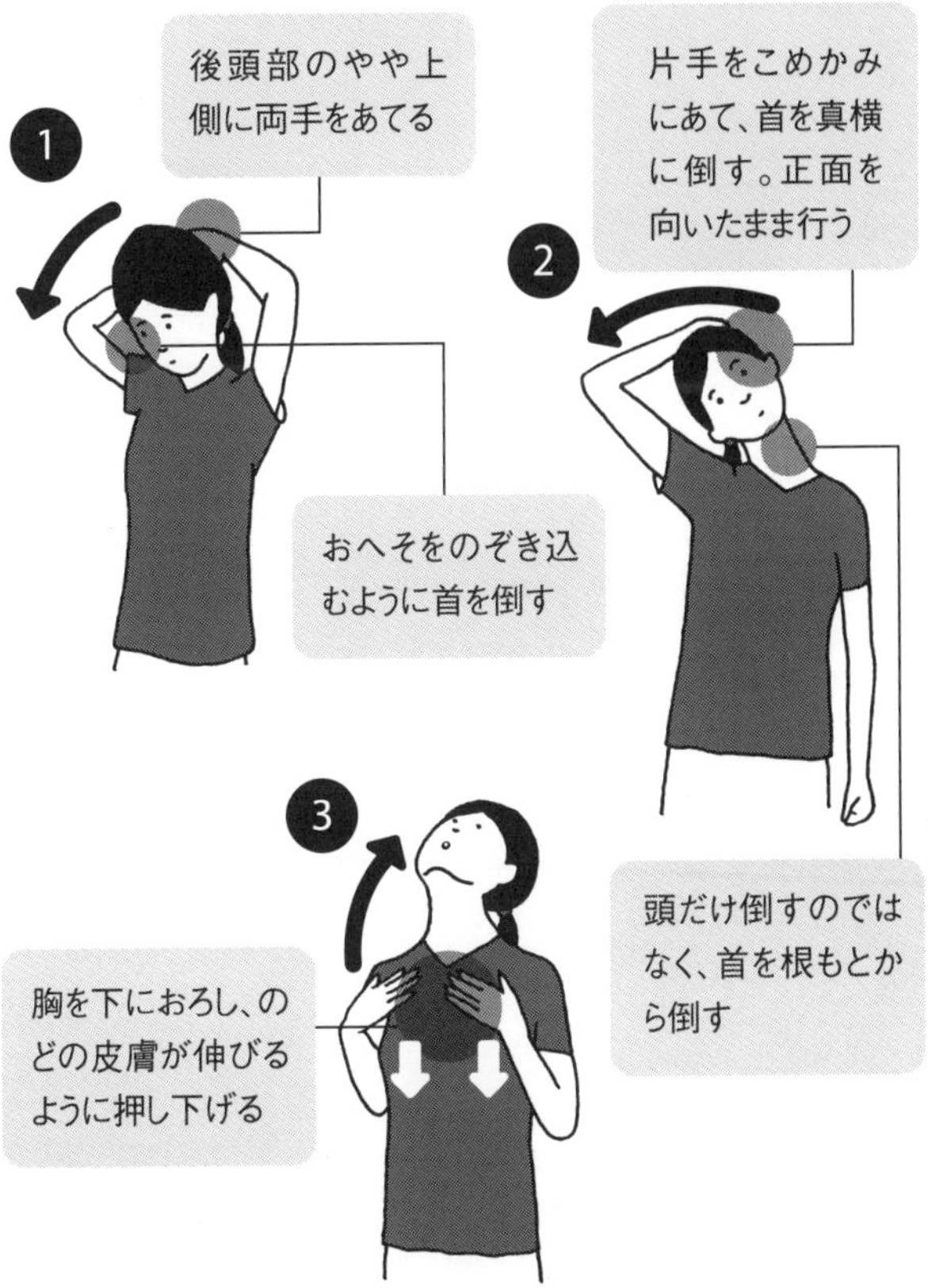
1
後頭部のやや上側に両手をあてる
おへそをのぞき込むように首を倒す
2
片手をこめかみにあて、首を真横に倒す。正面を向いたまま行う
頭だけ倒すのではなく、首を根もとから倒す
3
胸を下におろし、のどの皮膚が伸びるように押し下げる

首姿勢美人エクササイズ❸
ベッドで寝たままできる

❖ 10秒エクササイズ　首をゆっくり回す

胸の部分に親指と中指をあて、胸の皮膚を下に降ろすようにして押さえます。そうすると、皮膚が支えになって、首がぐらぐらしなくなります。

そして、どこまで動かせるか少しずつやって「痛くないから大丈夫」と確認しながら、少しずつ動かす範囲を広げていくこと。

とにかくゆっくりのスピードでやることです。そして、自然呼吸しながら行いましょう。血液の中に酸素をたくさん取り込んだほうが、組織の回復としては間違いなくよいからです。

❖ 1分エクササイズ　朝、起き上がる前に左右に寝返り

ステップ1　目が覚めたら、仰向けのまま、まず両ひざを立てます。そして、両腕を胸の前でクロスさせます。

ステップ2　ひざを立てたまま、体軸を中心に右へゆっくりと転がります。

ステップ3　横向きになったら、ゆっくりと「ステップ1」の状態に戻ります。

ステップ4　ひざを立てたまま、今度は体軸を中心に左へゆっくりと転がり、完全に横になったらゆっくりと「ステップ1」の状態へ。「ステップ2～4」を5回ほど繰り返しましょう。最後は横向きの姿勢からゆっくりと起き上がってください。

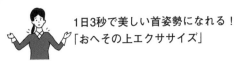

ベッドでできる1分エクササイズ

1

両腕を胸の前でクロスさせる

仰向けのまま、両ひざを立てる

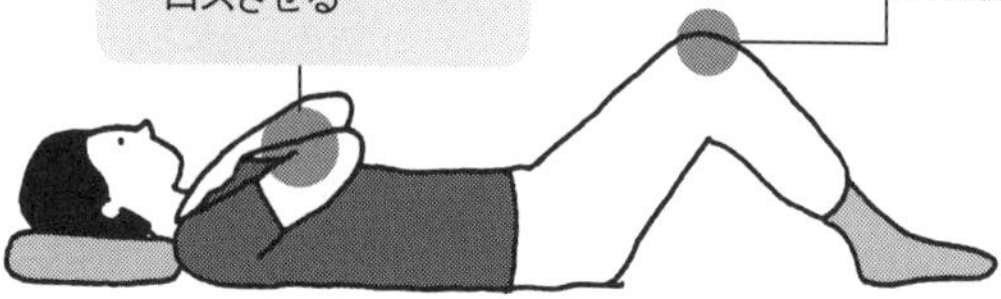

2
3

ひざを立てたまま、体軸を中心に右へゆっくりと転がる

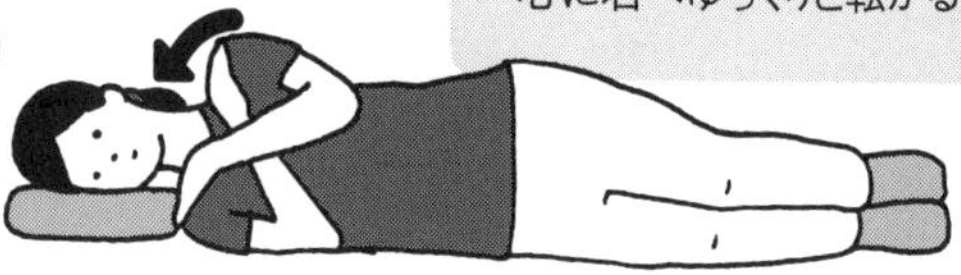

4

ひざを立てたまま、今度は体軸を中心に左へゆっくりと転がる

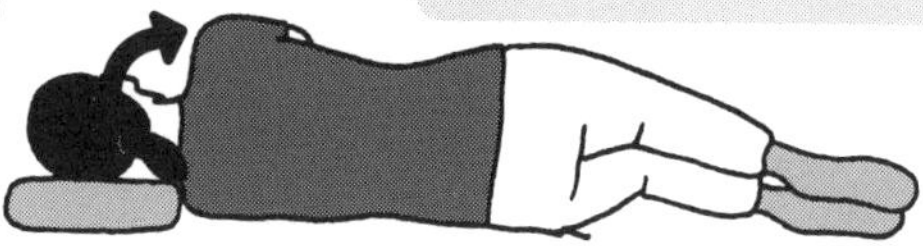

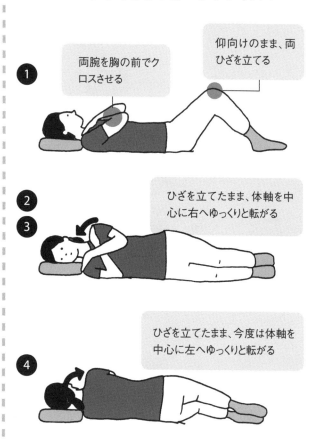

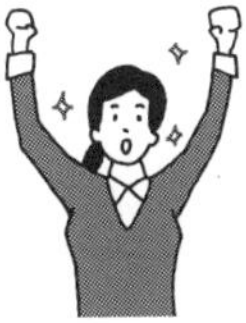

PART 5

「朝までぐっすり！」を手に入れる首姿勢美人の快眠法

眠りの質を上げるための正しい知識

寝返りというのは、睡眠中、「体軸」を中心にベッドや布団の上を左右に転がる行為のこと。わかりやすく説明するために、焼き鳥を焼いている場面を例に患者様に説明しています。

焼き鳥屋さんが、炭火の上に串を並べますよね。そして、具材に均等に火が通るように、串をクルッ、クルッとリズムよく回しています。「串＝体軸」「焼き鳥の具材＝あなたの身体」に当てはめてみてください。あのクルッ、クルッと回るイメージが、寝返りです。

なんの抵抗もなく回る寝返りこそ、快適な首姿勢で寝ている証拠であり、身体が自ら求めて行っているアクションなのです。

それに対して、寝苦しくて向きを変える動き。たとえば、左右どちらかの肩を頭の

寝返りと「寝苦しくて動く」は違う行為!

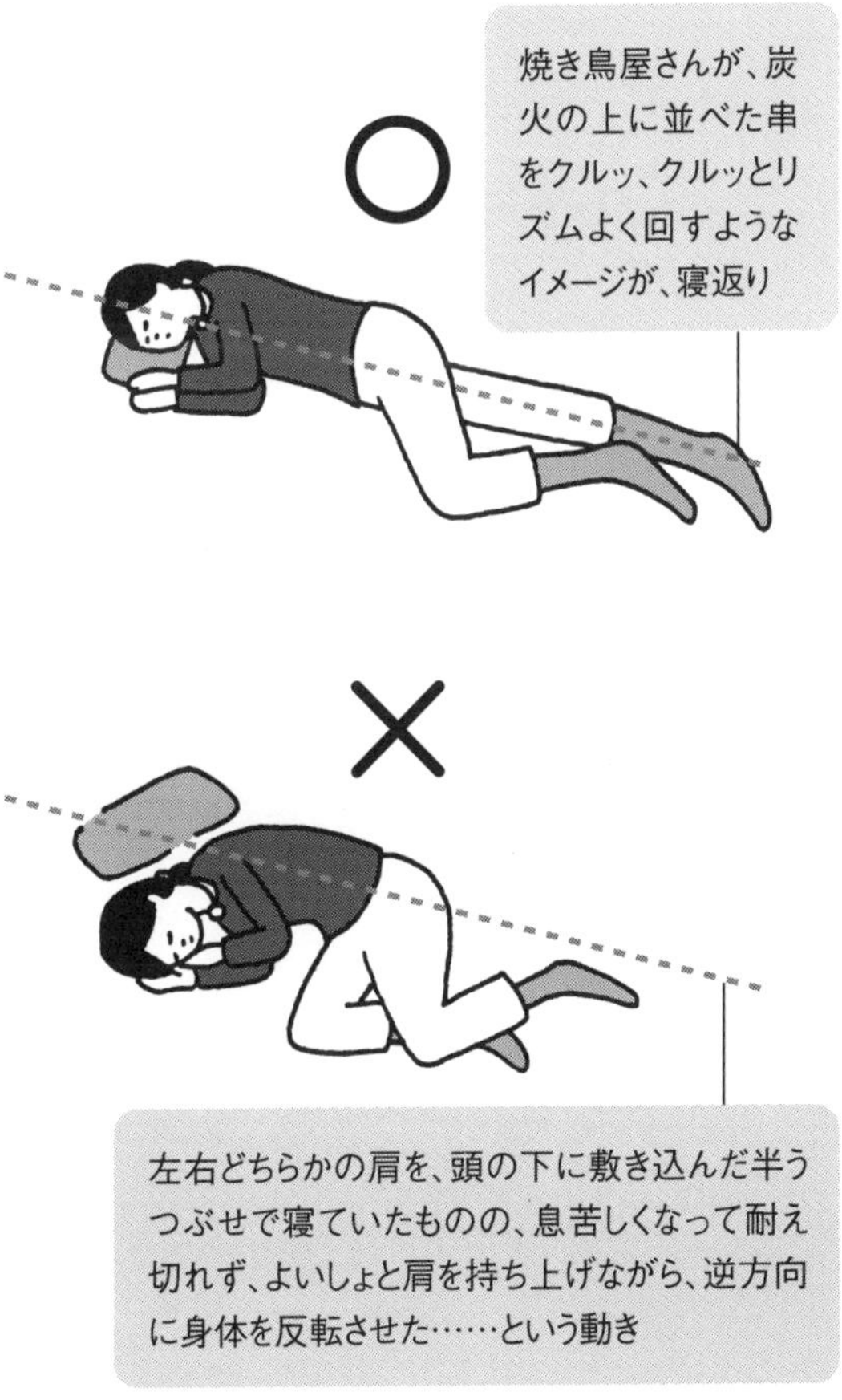

○
焼き鳥屋さんが、炭火の上に並べた串をクルッ、クルッとリズムよく回すようなイメージが、寝返り
×
左右どちらかの肩を、頭の下に敷き込んだ半うつぶせで寝ていたものの、息苦しくなって耐え切れず、よいしょと肩を持ち上げながら、逆方向に身体を反転させた……という動き

下に敷き込んだ半うつぶせで寝ていたものの、息苦しくなって耐え切れず、よいしょと肩を持ち上げながら、逆の方向に身体を反転させた……というような動きです。

寝苦しくて向きを変えるのは、寝姿勢が悪く、身体がつらいため、苦しまぎれに行っているアクションと考えられます。

「寝返り」と「寝苦しくて動く」とは、違うことなのです。

多くの人が理解していない「寝返り」の重要性

では、なぜ、人は寝返りを打つのでしょうか？　そのメカニズムについては、まだまだすべてが解明されたわけではありません。

現時点でわかっていることの1つ目は、「睡眠中の身体にとって不可欠な動き」であるということ。

睡眠中でも、私たちの身体はさまざまな〝仕事〟を行っています。たとえば、身体

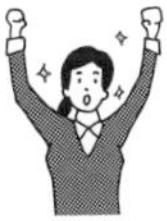

を成長させたり、体内組織を修復したり、心身の疲労を回復したり、免疫力を高めたり……といったことです。

これらの仕事には、体内の血液やリンパ液、関節液などの体液循環が必要なのです。これを促すのが寝返りです。

2つ目は、「長時間同じ姿勢でいることを避けるための動き」であること。長時間じっとしていると、身体の表面の同じ部位を圧迫し続け、局所の血液循環が滞るのです。血液循環が悪いと、組織は「壊死《えし》」といって死んでしまいます。

このひどいものが、寝たきりの方の床ずれです。これは「身体を動かしてほしい」という、身体からのサインです。

そして3つ目は、「体温調節を促す動き」でもあること。長時間、同じ姿勢で横になっていると、身体の下になった部分では体温がこもりやすくなります。だから、ときどき身体の向きを変えることで、体温を調節しています。

あなたは効率よく眠れてますか？

「よく眠れない」「眠りが浅い」という表現を使います。私たちは「熟睡感がない」という言葉を使いますが、結局それは睡眠効率が悪いということです。

睡眠効率がよい・悪いって、どういうことでしょうか？

睡眠研究の専門家によってそれぞれ定義が違うので難しいのですが、整形外科医である私が定義しているのは**「身体が楽に寝ている」**ということだと思っています。では、楽に寝ている状態とはどんなことかと言えば、身体の組織のどこにも負担をかけていないということ。そして、負担の一つが神経の圧迫による、「しびれ」「痛み」「こり」です。

よく眠り、前日に傷んだ組織を回復させることが重要ですが、それができない睡眠状態の多くは、寝姿勢が悪いことに原因があるのです。

楽に寝返りが打てる状態というのは、なんの抵抗もなく、体軸を中心に最小エネルギーで、左右に身体を回転できる状態です。

そのためには、一人ひとりの体格や体形に合わせた枕やベッド、布団や掛け物など睡眠の環境づくりをしなければならないのです。

いびきの原因も「枕」に！

睡眠時無呼吸症候群は、起きているときと比べてかなり呼吸が少なくなったり、何秒もの間、呼吸が止まり、しばらくしてから呼吸が再開するような症状です。また、いびきを伴うことも多いです。

寝ている間のことなので、本人は無自覚なのですが、ひどいものになると驚くほど長い間、呼吸が停止していることがあります。「一緒に旅行をした友だちから『一瞬死んでいるのかと思ったよ』とビックリされた」なんていう、笑えないエピソードもよく聞きます。男性特有の症状に思われがちですが、実は女性の患者も近年増えています。

なかには、首姿勢の悪さだけが原因で、いびきや睡眠時無呼吸症候群に陥っている人もいます。

首の前には、気道があります。気道は、いってみれば空気の通るホースです。首の角度が悪ければ、そのホースも曲がり、呼吸が苦しくなります。

いびきの原因は、脳（中枢性）によるものだったり、舌根《ぜっこん》が落ちたり、のどが狭かったり、「閉塞性《へいそく》」によるものなど、さまざまなものが考えられます。

その原因の一つに、首の角度が悪いだけで起こっているものがあると私は考えています。首の姿勢をよくしたらいびきがなくなったり、無呼吸の程度が改善したり、逆に首の姿勢を悪くしたら途端にいびきや無呼吸が出るとすれば、**「首姿勢が原因だった」**と考えられます。

いびきを解消する寝姿勢と、寝返りを打てる寝姿勢。

この2つの目指すところは同じです。

それは、一人ひとりの体格や体形にとって、最適な寝姿勢にするということです。

そして、その理想の寝姿勢を追求すれば、睡眠時のさまざまな症状から解放される可能性が高まります。

睡眠時の「体軸」と「枕」の深い関係

私は、睡眠時の寝姿勢を整えるうえで、もっとも重要なアイテムが「枕」だと考えています。

2002年、日本で初めての枕外来を設け、長年多くの患者様を診察してきました。

そして、その患者様に最適な手作り枕の作り方もあわせて指導してきました。それは、睡眠時の首姿勢が相当悪いことに衝撃を受けたこと、そしてそれを即効的かつ劇的に改善できる方法が枕だからです。

「体軸」の一部として、とても大切な首。そして、胸や腰と比べて非常に不安定な部位である首。首の姿勢を決定するアイテムが枕です。

枕をおすすめする理由は、身近であること。何も特別な医療器具じゃないですよね。毎日の生活で誰もが使っていますし、しかも1日に何時間も使うものです。手作り枕を作って、それを使いはじめるのは、今晩からでも簡単にできることなのです。

合わない枕を使うのは拷問

「合わない枕は拷問と同じ」

これは、私の著書で何度も伝えてきたメッセージです。大切な首を守りながら、寝返りを打てるよい睡眠姿勢を保つには、正しい枕を使うことが大切なのです。

枕は、ただ寝るときに頭を置くものではありません。

寝ている間の首姿勢を整え、寝返りを打ちやすくするためのものです。つまり、**「寝**

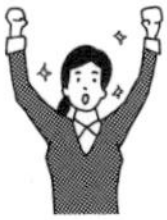

返りが打ちやすいかどうか？」を基準に最適な枕を選ばなければならないのに、「枕に頭を乗せたときにふわっとして気持ちがいい」と柔らかい枕を選んでしまったり、「頭寒足熱というから頭が冷えるほうがいいんだよね？」と涼しげな枕を選んでしまったり……。まったく方向違いの基準で、枕選びをしてしまっている人がほとんどなのです。

さらに残念なのは、そういった方々に限ってあれこれ吟味して、やっとその枕を選んでいることです。かなり値段の張る枕を購入している人も多いようです。

けれども、人によって、頭の大きさも、頭の重さも、首の長さも、頭と首の位置関係も違いますよね。もっと言えば身長・体重・肩幅・身体の柔軟性、骨盤の大きさまで枕の高さに影響するのです。

それらの条件によって、「自分に本当に合った枕」は変わってきます。「自分に本当に合う枕」選びの基準を知らずに、選んだ枕が自分の身体にフィットすることはまずありません。

今こそ枕と寝台を調整する時

合わないだけならばいいのですが、恐ろしいのは、逆に首姿勢を悪くしてしまうことです。

1日6～8時間、合わない枕を使い、無理な首姿勢で眠っている人が多いのです。まさに拷問です。それを続ければ、肩こり、首こり、頭痛、しびれ、代謝異常……さまざまな不調が起こります。「枕不眠」とは、まさにこのことです。

私の患者様の中には、首こり、肩こりとともに「腰痛もつらいんです」と訴えてくる患者様がたくさんいます。そして、「特にどんなときがつらいですか？」と尋ねると、朝目覚めたときがいちばんつらいという方がけっこういるんです。

それは、枕や寝台（ベッドや布団）が合っていないことも多いのです。

枕が高すぎたり、あるいは低すぎたり、また寝台が軟らかすぎたり、硬すぎたりす

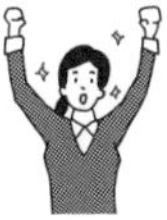

ると、腰（お尻）がベッドに沈んでしまったり、逆に反ったりしてしまいます。これは腰に大きな負担をかける姿勢です。枕が合っていないので、寝返りが打ちにくくなり、寝ている間中、負担のかかる姿勢を取り続けることになります。

朝起きて、首や肩だけでなく、腰にも鈍い痛みや、重みを感じたりする人はいませんか？

枕と寝台を調整してみる価値は十分にあると思います。

ぐっすり睡眠はミリ単位で決まる

適切な枕を選ぶ際、もっとも大事なのは、枕の「高さ」と「硬さ」です。

最適な高さは、人によって異なります。どのくらいでの微調整かというと、5㎜単位での調整が必要なのです。

「えっ、たった5㎜？」

と思うかもしれません。実際、タオルケット1～2枚分くらいの厚さですから、「そんな程度で、全然違うなんて……」と驚くのも当然です。

けれども、それは体感してみればわかります。

後で手作り枕の解説をします。自分の頭を乗せながらやってみると、わずか5㎜の差でびっくりするくらい「合う・合わない」があります。ジャストフィットな枕は、それほど繊細な感覚で判定できます。それなのに「高さ」という基準を考えたことすらない人がほとんどではないでしょうか？

また、「硬さ」についてはどうでしょうか？

寝返りを打つためには、頭を乗せてもぐらぐらしない、一晩中適切な高さを維持できる適度な硬さが必要です。

あなたは頭を乗せた瞬間に、枕に沈み込むような軟らかいものを好みで選んだりしていませんか？

これは、寝返りを邪魔しているとしか思えないですよね。

医学的な立場で言えば、この10年、枕の素材として使用されている**低反発ウレタンや、もみ殻など日本で昔からよいとされる素材も、枕の高さ、形状の変化という点からは実はおすすめできない**のです。

家にあるものでぴったりの枕ができる

枕のよいところは、「自分に合った枕は自分で作れる」というところです。

私がおすすめしているのは、玄関マット、タオルケット、バスタオルを使った**「玄関マット枕」**です。

玄関マットをZ型に折りたたんで一定以上沈み込まない土台を作ります。

その上にタオルケットやバスタオルを乗せ、高さを微調整して、自分にジャストフィットの枕を作ることができます。

その作り方を紹介しましょう。

❖玄関マット枕の作り方

［用意するもの］玄関マット……1枚（新品、毛足の短い裏地のついたタイプのもの）タオルケット……1枚　バスタオル……2～3枚

ステップ1　玄関マットをZ型（ジャバラ）に折ります。

ステップ2　折りたたんだ玄関マットの上に、同じ幅に折りたたんだタオルケットを乗せます。その上に高さが足りなければバスタオルを乗せます。

ステップ3　この状態で、頭を乗せて仰向けに寝てみます。枕に身体をすべて預けたとき、まず以下のことをチェックしてみます。

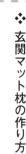

玄関マット枕の作り方

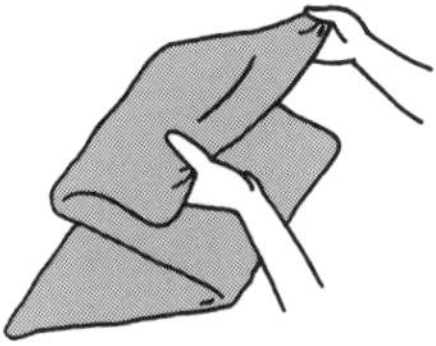

玄関マットをZ型（ジャバラ）に折る。折りたたんだ玄関マットの上に、同じ幅に折りたたんだタオルケットを乗せる。その上に高さが足りなければバスタオルを乗せる。

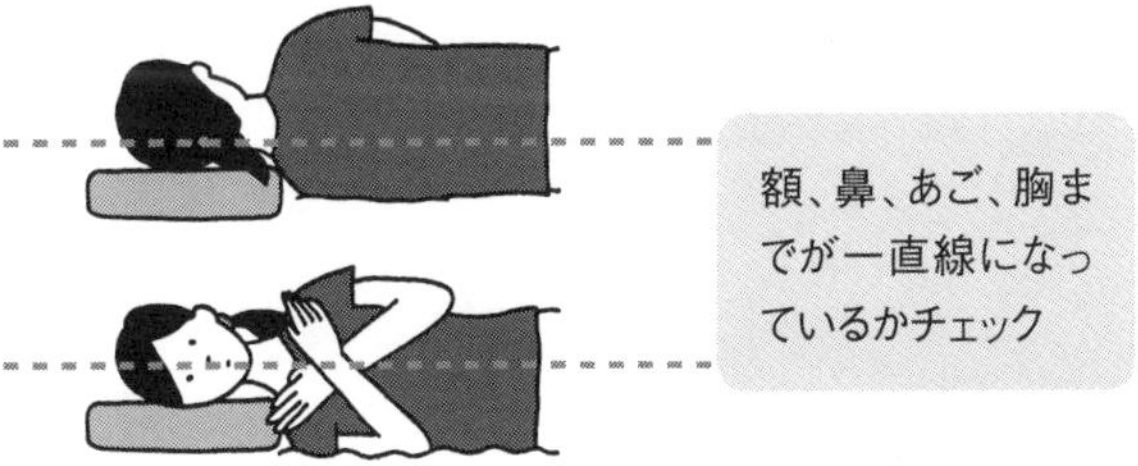

額、鼻、あご、胸までが一直線になっているかチェック

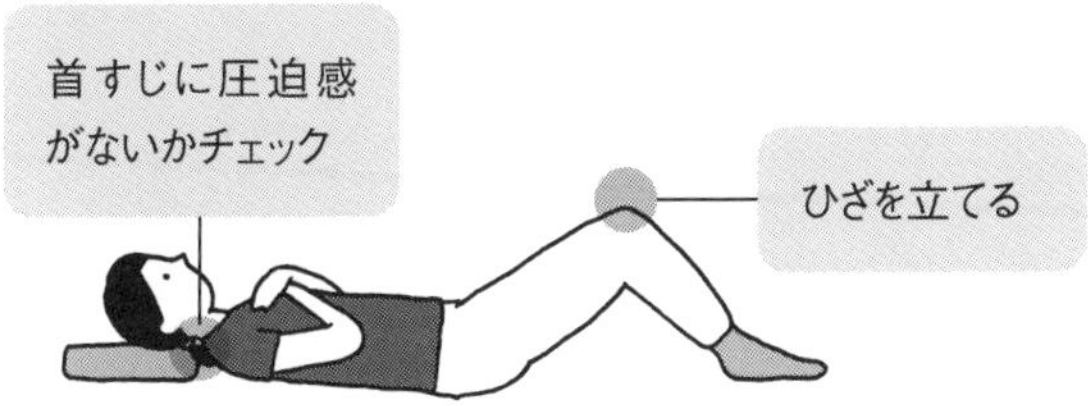

首すじに圧迫感がないかチェック
ひざを立てる

チェック項目

- □ 呼吸はしやすいか?
- □ 首から肩にかけての力が抜けるか?

●呼吸はしやすいか？
●首から肩にかけての力が抜けるか？
もしも、呼吸がしにくかったり、首や肩に力が入ってしまうのは枕が高すぎるか、低すぎるか枕の高さが合っていない証拠です。乗せるバスタオルやタオルケットの枚数を調整しながら、自分が「これだ」と思う高さに設定しましょう。

ステップ4

［ステップ3］がOKだったら、さらにひざを立て、胸の前で腕をクロスします。この状態で寝返りを打ってみましょう。コロコロと左右にスムーズに回れたら最適な高さです。肩から「よいしょ」、腰から「よいしょ」など、身体のどこかに力が入るような寝返りはNGです。

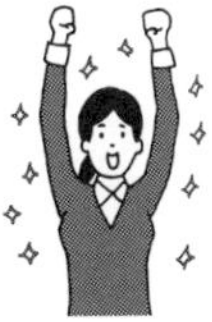

PART 6

首姿勢で人生が変わる

「身体も心もこんなに軽くなりました！」

患者様が実際によい方向へ変化していく様子を、この目で見ることができる――。整形外科医という仕事をしていて、これほどうれしい瞬間はありません。

「肩こりが治った」「腰痛が治った」と、症状が改善したことを感激して報告してくれるのは、もちろんうれしいこと。

でも、症状が改善したことで、

「それまでできなかったことができるようになって、行動範囲も人付き合いも変わった。人生が変わったようです！」

と楽しそうに話してくれるのが本当に本当にうれしいのです。

「先生、これまでは長距離バスや新幹線に乗ると、首や背中の痛みがひどくなるから、旅行に行こうって思えなかったんです。でも、先生のところで診断を受けて、指導された『姿勢による生活改善』を実践していたら、痛みがなくなってきて……。今では、友だちとバス旅行に出かけたりして、それが縁で新しい出会いがありました」

そんなお話まで聞けたときは、この仕事を通じて、一人の患者様の人生を少しだけ変えるお手伝いができたんだなと心から思えます。

ここでは、何人かの患者様のお話を交えながら、首こりが改善し、人生が変わっていった人たちを紹介したいと思います！

若いころの身体を取り戻して、幸せを再確認しています。

患者様の多くは、痛みに耐えられなくなって、私のところに駆け込んできます。

しかもただ、放っておいてそこまでの状態になったのではなく、マッサージやハリに通ったり、高級な枕に替えてみたり……とご自身でいろいろと試行錯誤している方が多いんです。でも、よくならない。それどころか悪化する。

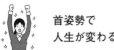

そして、私の存在を知り、遠方からも来院してくださるのです。

ある主婦の患者様は、自動車の追突事故に遭ってしまいました。耳鳴りや手足のしびれなどがあったため、病院へ行き、レントゲンやMRIをとったものの、異常ナシ。耳鼻咽喉科《じびいんこうか》でも異常なし。

でも、耳鳴りはどんどんひどくなり、首も曲がらないようになり、肩、腕も上がらないようになってしまったそうです。私は、たまにテレビ番組に出演することがあるのですが、たまたま観た番組をきっかけに、私を訪ねてくれました。

私の診察では、自動車の追突事故で首を捻挫《ねんざ》し、症状はとても重く、つらそうでした。

そこで私は首をあたためること、テレビやパソコンに向かう姿勢、イスの座り方から お風呂の入り方まで、彼女の首の負担を少しでも減らす指導を行い、玄関マット枕の作り方を伝えました。

彼女はさっそくその枕を作って、使いはじめてくれました。

すると、すぐに首が曲がるようになり、肩も万歳できるくらいになりました。その後も何度か通院し、身体の動きは改善していきました。

通院を終えた後、

「先生、身体が回復していちばん変わったのは、気持ちです。あの事故の衝撃でPTSD（心的外傷後ストレス障害）だったのに、そこから抜け出せたんです」

とおっしゃいました。その表情は晴れやかでした。

以前は、外へ一歩も出たくなかった。近所の人と会うのも嫌だった。でも、今は散歩もできるようになったり、買い物にも行けるようになった。

「当たり前の日常を少しずつ取り戻すことができるようになって『やっとここまで来られた』と思うと、うれしくて涙が出ました」

と話してくれました。

私の方こそお話を聞いて涙が出ました。

忘れられない患者様です。

頭痛とイライラから解放されて、とても明るくなりました

また、痛みやこりと長年付き合ってきて「一生付き合っていくしかない」と半分あきらめかけていて、最後に私を頼ってきてくれる患者様もいます。

30代のある女性の患者様は、長年頭痛に悩まされていました。

聞けば、「10代のころからずっとです」とおっしゃいます。

20年以上、痛みと闘い続けてきたのです。

しかも、痛みのタイプや箇所、時間帯などもいろいろだそうで、脈がドクドクと打つ痛みもあれば、頭全体がズシーンと重い痛みもある。朝起きた瞬間から痛いときもあれば、目の奥が痛くなることもある……。

「鎮痛剤はしょっちゅう内服しています。もう効いているのかどうかわからないような状態です」

というお話でした。

彼女は私が書いた書籍を読んで、「もしこのつらい頭痛が本当に治るなら」と決心し、遠くから枕研究所に来てくれました。

そしてオーダーメイド枕を計測し、枕が出来上がるとすぐに使いはじめてくれました。

すると「1週間ほどで、あんなに長い間つらかった頭痛から解放されました！」という、うれしい声が届きました。寝つきがよくなって、寝起きにも頭痛を感じないと言います。

「いつ、どこが痛くなるかわからず、いつも不安でイライラしていたのに……、驚きと感謝の気持ちでいっぱいです」

と言ってくれました。

明るい表情が、戻ってきたのです。

彼女もまた、長年の悩みから解放されて、これまでとは違う毎日を生きてくれているんだと思うと、うれしさが込み上げてきます。

腰の痛みのつらさから解放され、仕事もオフも充実してきました！

この本の中でも何度も書いてきましたが、「動かない」状態を続けることは、動物である人間にとって非常によくないことです。

長時間のデスクワークで、首や肩がガチガチになってしまう方もたくさんいます。

先日、通院されてきた女性は、自営業の方。ご自宅のデスクでパソコンと向き合いながら、原稿を書く仕事をしています。

ところが、1日のうち8時間以上もデスクに座っている生活をしているため、肩や首が硬く固まってしまいます。

そして、首、肩とともに気になっているのは、腰の痛みだとも言います。

「はじめは、肩こりがひどかったんです。そのうち首に痛みを感じるようになりました。腕もうまく動かないというか……、首から指の先まで痛みやしびれがつながっている感じです。だから、仕事をしていてもつらいんです。今は、腰が痛みます。目が覚めた瞬間、腰全体に鈍い痛みがあって、起き上がるのもつらいのです」

彼女にも、日々の生活指導をし、玄関マット枕の作り方を教えました。

病室のベッドで、当院のスタッフが彼女の目の前で玄関マットとタオルケットを重ね、枕を作っていきます。そして彼女に、その枕で寝てもらいます。寝返りを打ってもらいながら、スタッフと彼女で「寝返りの打ちやすさ」を確かめ、タオルケットを1枚重ねたり外したりしながら、ミリ単位でベストの高さを見つけていくのです。

すると、ある高さのところで彼女が「この高さがいちばん寝返りがしやすいです」と言いました。

「これまで自宅のベッドで寝ているときは、枕の高さが合わなくて腰がベッドに沈んでいた感じだったんです。でも、この高さなら、腰が沈まない。負担がかかってないから、すごく楽に感じます」

と、うれしそうに話してくれます。

その後、彼女の身体は改善に向かっていき、ずっと気になっていた腰の痛みも取れたそうです。

お仕事中は、合間に休憩を入れて、10秒エクササイズなどで身体を動かすようにしているとのこと。ほんの少しだけ生活習慣を変えたことで、気になる悩み・不安から解放されて、オンもオフもすっきりしたようです。とても明るい表情でした。

朝、目が覚めたら、奇跡が起きる

「首こりが治ったら人生が変わる」と表現するのは、あまりにも大げさでキャッチーに聞こえるかもしれません。

でも、「首姿勢をよくして首こりを治す」ことは「人生を変える大きなきっかけになる」ということは、自信を持って言えます。

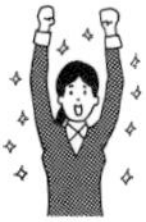

首姿勢で人生が変わる

なぜなら、慢性的な痛みや不快感は、人の気持ちを暗くさせるからです。

朝起きてから夜寝るまで、痛みや不快感に襲われながら過ごすのは、正直とても大変なことです。

たくさんの患者様から「痛みもつらいけど、毎日イライラして家族にあたってしまうのがつらかった」という言葉も耳にします。

では、その痛みや不快感から解放されると、どうなるでしょうか？

まず、気持ちがとても明るくなりますよね。その明るさは、確実に表情に出ます。

そして、姿勢がよくなるので、見た目にもイキイキとした印象を周囲に与えます。

そうなると、周囲の反応も当然変わります。

「すごくキレイになったんじゃない？　最近、何かいいことでもあったの？」

「なんだか若返った感じがするけど、気のせい？」

などと声をかけられるようになります。私も診察中に「見た目年齢」が何十歳も若返った患者様を何人も見てきました。

周囲から「キレイになったね」「生き生きしてるね」なんて言われると、うれしくなります。

そうなると、やりたかったけど躊躇《ちゅうちょ》していたことも、思い切ってやってみたりします。今までは着なかった明るい色の服を買ってみたり、習い事を始めてみたり……そうすると、より違った印象を与え、新しい人間関係も生まれ、周囲の反応はさらに変わってきます。

実際、「キレイになったね」「生き生きしてるね」と言われた患者様は、次の診察でお会いするときに、まぶしく輝いて見えるものです。

体液の循環も、以前とは違ってくるはずです。血行がよくなり、むくみが改善し、肌の張りも当然よくなってくるでしょう。

身体の動きもよくなります。

あそこが痛い、全身がだるいと感じながら、なんとか毎日をやり過ごしていたのに、今は不安なく軽やかにどんどん動けます。

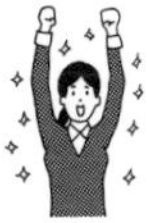

首姿勢で人生が変わる

「あ、これまではこんなに歩けなかったのに、今はここまで歩けるんだ」となれば、「次はもう少し距離を延ばしてみよう」と思うもの。

身体的にできることも、どんどん増えていくんです。

現れてきます。

はじめは、痛みや不快感の解消。

でもその後、ステップをどんどん積み重ねることによって、**あなたの人生は確実に変わります。**

だから、首姿勢美人になる生活習慣を、今すぐ実行してほしいのです。

今日が、そのスタートの日です。

あとがき

姿勢革命で人類を健康に

「首姿勢の美しさが大切」

その意識は、子どものころから、私の中ですでに育《はぐく》まれていました。

私は、整形外科医の熊谷日出丸の娘として生まれました。

東京・町田市で整形外科医院を開院していた父・日出丸院長の信条は、

「本当の地域医療とは、その土地に根を下ろし、そこに住む人々の一生を見守ること」

でした。

診療所には、開院以来40年近くにもわたる患者様の診療記録が、すべて保存されていました。そして、会話の中で、患者様の症状の重さや生活の様子をていねいに聞き取り、そのうえで心から納得してもらえるような説明をしながら、診療を行っていました。

「いいベッドがほしい？　だったら、○○家具店にある△△というメーカーはおすすめだから、一度行って試しに寝てみなさい。えっ、場所がわからない？　じゃあ地図を書きましょう、この交差点を右に曲がって……」

「腰痛なら、階段はあまり上らないほうがいいね。えっ？　1日に何度も2階に行ってるの？　じゃあ、なるべく2階に行かなくていいように、いっぺんに用事を済ます方法を一緒に考えようか……」

といった具合。

流れ作業的な「3分診療」とはまったく逆の、時間のたっぷりかかる診療でした。

そしてそれは、近年注目されるようになってきた「テーラーメイド医療」「オーダーメイド医療」そのものでした。

あとがき

私は、そんな父の診療室を遊び場にして育ち、高校2年のときには自らの意志で「医療の道に進みたい」と思っていました。

父のような存在になりたかったからです。

そんな父・日出丸先生が、日々の診療の中で着目したのが、「枕」でした。

患者様の訴えを聞いていると、睡眠時の首姿勢の悪さがさまざまな症状を引き起こしていて、その元凶が枕であるとわかってきたからです。

父は亡くなる直前まで、寝る姿勢について考察していました。

「首姿勢は、健康度や生活習慣など、その人のさまざまな現状を表している。だから、首姿勢を美しくすることが、患者様の病気の治療の大きなカギを握っている」

私は、父の想いを引き継ぎました。

2007年、16号整形外科の院長になり、首こり、肩こり、腰痛など、さまざまな症状に悩む患者様と毎日向き合ってきました。

また2002年には院内に日本ではじめての「枕外来」をつくり、患者様に本当に合ったオーダーメイド枕をこれまでに5万個以上作ってきました。

そして、

「見えない身体の中が患者様によくわかるよう、毎日紙に絵を描いたり、骨格模型を使って説明する」

「本当に患者様に『できる』『やろう』と思ってもらえるような生活指導をする」

「患者様が何か違和感を覚えたら、すぐにどんどん軌道修正する」

……そういった方針を大切にしながら、今日も診療を行っています。

私たち16号整形外科の理念であり、目標は「姿勢革命で人類を健康に」。

私自身は、骨や関節が専門の整形外科医ですが、ほかに看護師、理学療法士、放射線技師、事務など多くのスタッフがいます。そして彼らは「患者様の悩みを解決し、笑顔で人生を歩んでいただくこと」を目指して、それぞれの立場で何ができるかを考え、実行してくれています。

この本も、専門知識を持ったスタッフみんなの知識を結集して作りました。

あとがき

たとえば、ストレッチ・エクササイズは、理学療法士とリハビリスタッフ、私が話し合いを重ねて、運動指導に取り入れたメニューです。

診療部の看護師も助手も、受付スタッフも参加して、毎月無料セミナーを開催し、患者様と一緒に、体操をします。

「これならできる、続けられる」と患者様が思い、体験し、効果を実感してくれているからこそ、確信を持って掲載することができました。

私たちにとって「この本に出会って首の重要性を知り、今までの悩みが消えました！」という声、そして「3秒エクササイズが習慣になりました！」という声を聞くことが、最高の喜びです。

みなさんの首姿勢が改善し、一人でも多くの人生が変わっていくことを、私たちは心から祈っています。

山田　朱織

本書は、２０１３年12月にフォレスト出版より刊行された『首こりは3秒で治る！』を改題・加筆および再編集したものです。

[著者プロフィール]

山田 朱織❖やまだしゅおり

16号整形外科院長、医学博士
株式会社山田朱織枕研究所代表取締役社長
マクラ・エバンジェリスト

1989年東京女子医科大学卒業。同大学整形外科教室、成瀬整形外科を経て現職。

2002年より、整形外科医の考える「正眠」＝正しい眠りのための枕研究をテーマに、「整形外科枕」の研究開発に着手。日本で初めての「枕外来」を開設する。2007年に16号整形外科(神奈川県相模原市)の院長に就任、首こり、肩こり、腰痛など、さまざまな症状に悩む患者様と毎日向き合う。流れ作業的な「3分診療」とはまったく逆の、診療に時間をかけた「オーダーメイド医療」を貫いている。外来は多いときで1日150人近く。併設の「山田朱織枕研究所」では患者様に本当に合ったオーダーメイド枕をこれまで5万個以上作り、枕を使用した患者様から「長年の辛い症状が改善でき、うれしくて涙が出ました！」というほどの強い支持を受けている。「人生が変わる1分間の深イイ話」「世界一受けたい授業」「ZIP！」「ためしてガッテン」出演などメディアの注目度も高い。

シリーズ累計23万部を超えるヒットとなった『頸椎症、首こり、肩こりに！山田朱織のオリジナル首枕』(主婦の友ヒットシリーズ) をはじめ、著作には『頭痛・肩こり・腰痛・うつが治る「枕革命」』(講談社＋α文庫)、『ネックサイズ』(ワニブックス) などがある。 現在は、「MAKURAinBED® (枕内蔵型ベッド)」の研究開発、大学工学部・医学部と産学共同研究、全国の整形外科医と共同研究ネットワーク「睡眠姿勢研究会」を立ち上げて活動中。「姿勢革命で人類を健康に」を理念に、日々診療と研究に邁進している。

日本整形外科学会専門医、日本脊椎脊髄病学会会員、日本睡眠学会会員、日本腰痛学会会員

首姿勢を変えると痛みが消える

2017年7月18日　初版発行

著　者　山田朱織
発行者　太田　宏
発行所　フォレスト出版株式会社
〒162-0824　東京都新宿区揚場町2-18　白宝ビル5F
電話　03-5229-5750（営業）
03-5229-5757（編集）
URL　http://www.forestpub.co.jp
印刷・製本　中央精版印刷株式会社

ISBN978-4-89451-970-1　Printed in Japan